21世紀の新常識

「老化は治る。」

新型ビタミンが世界を救う!!

若返り成分NMNを大きく上回る

「老化克服」に挑む医療サプリ
『5デアザフラビン(TND1128)』の衝撃!!

著者　乾雅人（医師、銀座アイグラッドクリニック院長）

協力　一般社団法人 日本先進医療臨床研究会

目次

はじめに

初めまして、乾雅人と申します。医療一家の次男として生まれ、兄弟ともに東大医学部を卒業。専攻した科目は、兄が心臓外科、私が呼吸器外科。そして父親の専門も呼吸器外科でした。5歳の時、肺移植の研究目的に父親がドイツに留学します。その姿に憧れを抱き医師7年目まで、憧れのとおりの人生を歩みます。まさに順風満帆、医師の王道のキャリアでした。そんな私が、現在は銀座で美容〝皮膚科〟クリニックを経営しています。多くの読者の方が「何故？」と思われることでしょう。

実は、当時の私は〝ある病〟に侵されていたのです。医療観と社会観、二つの正義の狭間で、身を引き裂かれる想いでした。もう10年以上も前のこと、私が医学部上級生の頃です。立ち去り型サボタージュや、救急車たらい回し事件、大野事件など、医療崩壊が声高に叫ばれ、新聞の一面を賑わせていました。昨今の新型コロナウイルス感染症をめぐる報道の前から、とっくに医療崩壊をきたしていたのです。疑問に思った当時の私は、さらに過去に遡って調べてみました。すると、『医療費亡国論』などの議論のとおり、ずっと前から問題提起されていた事実を知ります。血気盛んな私は、当時、大学教授であった父親に噛みつきます。「父さんたち教授世代が、医療の社会問題化から目を背けてきたから、今の僕たち世代が苦労す者の方の命を救ってから語りなさい」

言葉は軽い。人の命はそんなに割り切れるものではない。まず、実際にその手で患ることになるんじゃないの?」と。それに対する父親の返答はこうでした。「君の

こうして、私の医師としてのキャリアは、外科医として始まります。患者を救い、社会を救う外科医になりたい。そのためには、物事を多面的に捉える必要があります。外科手術に邁進する〝だけ〟ではダメです。将来、外科を専攻するからこそ、医師としての最初の2年間は、初期臨床研修で外科の対極である内科を重点的に。将来、胸部外科を専攻するからこそ、外科専門研修では2年間の〝腹部〟外科研修が必須の東大胸部外科プログラムを専攻しました。そして、父親と同じ呼吸器外科を専攻するからこそ、対極である心臓外科領域とも関係する肺移植領域に強い関心を持ちました。5歳の時の憧れのとおりに生き、学生時代に感じた疑問への自分なりの答えに近づくキャリアは、私の自尊心を強くしました。

加えて、当時は、首都圏で肺移植を実施する施設がありませんでした。新宿の病院から、関西圏の大学病院に患者の紹介をするなど、先進国の日本の医療水準に空白地帯があったのです。医療の社会問題が、明確にそこにありました。当時の東大医学部呼吸器外科、中島淳教授(現:日本赤十字社医療センター院長)が、その空

白を埋めにかかります。

この文脈の中で、私は大学院に進学します。直属の上司は、世界外科学会でも表彰された実績を持つ佐藤雅昭医師でした。それまで、移植後肺の慢性期合併症には、〝息を吐けない〟閉塞性障害のタイプしか認識されていませんでした。しかし、佐藤雅昭医師が〝息を吸えない〟拘束性障害を呈するタイプを発見します。そして、そのタイプこそが、肺移植後の慢性期死亡率を上げている大きな原因であることも。その指導体制のもとで行う実験は、人類にとって未踏の研究でした。

高揚感を伴う環境のはずでしたが、現実は厳しく。私自身に研究のセンスが無かったことに加え、構造要因として財源や人員も不足していました。大学病院の勤務医や大学院生は、外勤と呼ばれるアルバイトで生計を立てるのが常ですが、胸部外科においてはその外勤も困難でした。

「人類社会に役立つ研究をしている人の生活が、どうしてこんなにも苦しいのだろう」

学生時代に所属したアメフト部では、「雅人チルドレン」という造語がありました。私が主将時代に「君達の人生を預かる」と口説いて新歓した新入生たち。今では、私より遥かに優秀で、プロジェクトによっては私の上司の役割を担ったりもしています。素晴らしい後輩、仲間たちです。そのように生きてきた私にとって、仲間を呼吸器外科医局へ勧誘することは辛いものでした。彼らの自尊心は満たされる。でも、彼らの現実的な生活、家庭環境が崩壊する道に誘っているのではないか、と。

この問題は呼吸器外科だけに留まりません。本質的には、この国の医療の構造的な問題です。国家財源が枯渇する中、国民皆保険制度に基づく保険医療業界では、慢性的に財源が不足しています。無い袖は触れません。役職と財源の確保を声高に主張することは、他の医局のそれを奪うことを意味します。大学病院の経営を考えた際に、生産性の高い医局を優遇するのは当然です。経営破綻のリスクを上げることは回避しなくてはなりません。

理想の医療を追求すればするほどに、現実的な経営が難しくなる。財源確保に邁進すればするほどに、それは他部署の予算を奪います。究極的には、医療業界への予算拡充は、食の安全や貧困対策、次世代人材への教育、国家防衛のための予算を奪うことを意味します。「良き医者」であることと、「良き社会人」であることの両立が、どうしようもなく難しかったのです。これが冒頭で述べた〝ある病〟の正体です。

これにより、医療業界にはプロ経営者が必要だと感じました。そして、このプロ経営者になるための武者修行として、保険診療の対極である自由診療をやってみようと決意しました。中途半端に対極に行くのではなく、最も対極に。そうして、両極端を経験するからこそ、その狭間から医療の本質を炙り出し、経営の本質が掴めるのではないかと考えました。

銀座という最激戦地で、美容〝皮膚科〟クリニックの経営で、確かな実績を提示できたら。経営者としての実力を認めてもらえるのではないだろうか。そして、その先に、保険診療領域の総合病院や大学病院の経営再建への道筋が見えてくるのではなかろうか。

そんな矢先、大学教授として在職中の父親が、すい臓がんで余命半年の告知を受けます。残された時間は少ない。私なりに皮膚感覚で掴みつつあった『医療観』をぶつけます。実際にこの手で患者の命を救ってきた。学生時代とは違う。今度は、親父のそれを聞かせてよ。何が同じで、何が違うのか。

禅問答を繰り返す私の姿は、周囲には異様に映ったことでしょう。闘病中の病人に対して、同じ問いを何度も繰り返す。その源泉は、恐怖でした。父親が語ってきた『医療観』が、最後に撤回されるのではないかという恐怖。自分が追いかけてきた指標が、ご都合主義でひっくり返ったら、茶番だろう。父の逝去の際に、やっと腹落ちします。目的も理由もやっと理解できたのでした。

父は、医師にしかできない手術で患者の命を救うことがライフワークでした。
私は、医師にしか気付けない社会問題を解決することをライフワークにしよう。

奇しくも、父親の逝去と、クリニック買収の時期が重なります。もし仮に、経営の神様がいたとして。美容クリニックを経営するとしたら、どんなクリニックにするだろうか。もし仮に、『医療観』と『社会観』を矛盾なく提示できる思想家がいたとして。美容クリニックを経営するとしたら、どんなクリニックにするだろうか。また、どんな美容クリニックの経営ならば、その先で、臓器移植領域での価値貢献に繋がるだろうか。保険診療の医師や、基礎研究者たちと協調して、社会への価値貢献を最大化できるだろうか。

こうして、クリニックのコンセプトは「自然美の追求に特化」と定まります。裏側の思考回路は「薬液による細胞の活性化」です。肌には真皮という層があり、そこには線維芽細胞という細胞があります。コラーゲンやヒアルロン酸など、肌に良いとされているものを全て作っています。一方で、この線維芽細胞は気道にも存在します。肌に対する効果で得られた洞察を、深部臓器にも適応しよう。この考えのもと、まずは肉眼でも観察可能な肌で、深部臓器に対する検証よりも圧倒的に多い回数の仮説検証を繰り返すことを決めました。

そしてついに。本編で紹介する5デアザフラビン（TND1128）に出会います。長寿サプリとして話題のNMNの上位互換の物質です。この『新型ビタミン』とでも称すべき物質で、まさに「老化が治った」事例を経験します。本編では、糖尿病や高血圧などの生活習慣病、認知症や腎不全、末期がんの状態でのADL（**A**bility of **D**aily **L**ife　日常生活動作）改善、などの実際の治療例を記述しています。美容への応用はもちろん、将来的には臓器移植の現場での活用も期待できます。

「老化は治る」という世界観は、過去にも他物質で展開されてきました。でも、5デアザフラビン（TND1128）で実際に患者の老化を治療している私には、こう聞こえるのです。『人類は老化という病を克服する』と。5デアザフラビン（TND1128）を用いて、この世界観を提示することは、まさに、私のライフワークそのものです。幼少時からの憧れ、学生時代からの葛藤、父親の逝去時の決意、全てが重なり、『医療観』と『社会観』が一致した生き方ができる。望外の喜びです。

10年後、社会はどうなっているでしょうか。「老老介護」なんて言葉に代表されるような悲観的な世界ではなく、「アクティブシニア」の表現のようなポジティブな世界になっていると予想します。恐らく、80歳を対象にしたレジャー産業やエンタメ産業が勢いを得て盛んになっているでしょう。場合によっては恋愛市場すらも。子供や孫に対する教育や、ペットなどの愛玩動物の需要もいっそう増えることでしょう。60歳が〝若い〟とされ、全社員が60歳以上のベンチャー企業なども当たり前に。生命保険などの金融商品も再設計され、個人のキャリアの流動性、多様性は加速する一方ではないでしょうか。

そんな社会の実現が、5デアザフラビン（TND1128）という新型ビタミンで叶うのかもしれません。

第１章
老化は治る

新型コロナウイルス感染症の影響もあり、
世間では空前の健康ブームです。
健康本のみならず、一般週刊誌もこぞって、
健康・免疫・サプリ、等の文言を躍らせています。
最近は「老化は治る」という内容の本も多く出版され、
一部の地上波でもＴＶ放映されています。

しかしながら、いったいどれだけの方が、
その内容をしっかりと腹落ちして理解しているでしょう。
この本では、内容が科学的に正しいことは当然として、
そのサイエンスが上質なエンターテインメントになるように、
ワクワク、ドキドキ感が伝わる構成にしたいと思います。

本章ではまず「老化は治る」という
世界観を掴んでいただきます。
それが実は世界的に認められている流れであり、
この「医学の常識」の変化に伴って
「医療の常識」が変わっていくことも。
さっそく見てみましょう。

老化は治る

「老化は治る」。このような表現に対し、読者の方はどう感じるでしょうか？　怪しい。胡散臭い。というのが一般的な反応かと思います。しかし、最先端の研究者たちの間ではもはや常識になりつつあります。

正しくは、今から13年前の２０１０年5月10日に、ロンドン王立協会で「老化は治る」という認識が結論づけられています。そして遅れること約10年。２０１９年にＷＨＯ（世界保健機構）が公表したＩＣＤ－11（国際疾病分類第11版）には、明確に〝老化とは病気の一種であり、治療対象とすべきものである〟という概念が盛り込まれています。

自由診療の医療機関を経営する立場として、このような話題には敏感ですが、いよいよ、この〝常識〟が世間一般に認知されつつあると感じています。まさに夜明け前といったところです。とはいえ、読者の方にとっては、半信半疑でもあるでしょう。論より証拠です。まずは下の写真をご覧ください。

これはある日本人女性の写真で、左右ともに同一人物です。左側は彼女が15歳だった頃の写真で、その風貌は年齢相応といえます。ところが

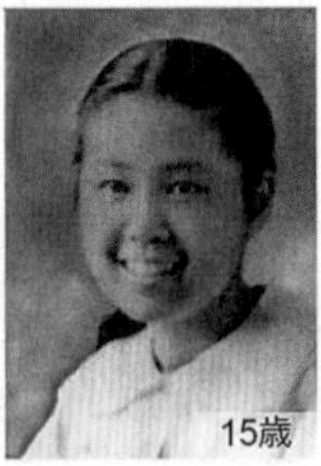

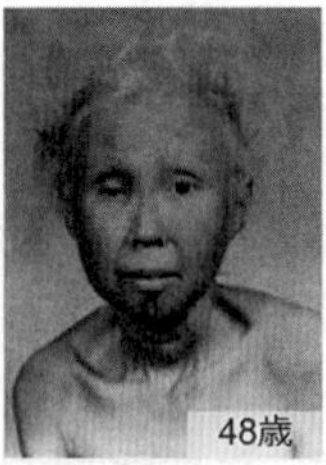

University of Washington 2018

右側では、48歳時点の写真であるにもかかわらず、その風貌は80歳代の老婆を呈しています。これは、ある遺伝子異常により老化が加速する病気、「早期老化症」の一種であるウェルナー症候群の症例写真なのです。（出展：ワシントン大学）

ウェルナー症候群

ウェルナー症候群の名称は、その原因遺伝子を突き止めたウェルナー博士の名前に由来します。原因遺伝子もｗｒｎ遺伝子の異常とされ、印象的です。20歳頃までは通常の成長を認めますが、20歳を過ぎた頃から急速に老化が進行する病気です。

世界中の全患者３０００人程度のうち、日本人患者の割合は６割を占めると言われています。もう一つの密集地帯は、地中海に浮かぶサルデーニャ島です。遺伝性の疾患は、地理的に閉じた空間で症例が集積する傾向にあり、典型的とも言えます。

この病気が呈する症状は、老年症候群そのものです。糖尿病や高血圧などの生活習慣病、白内障、筋力低下、認知症などを伴います。読者の方が〝老化〟と聞いて想像するとおりです。

数十年ぶりに再会した大学時代の同級生が、さきほどの写真のような風貌や症状であったとしたら、驚く方が大半ではないでしょうか。

ウェルナー症候群のように、遺伝子異常によって老化が〝加速〟し、若くして老年症候群を発症する病気を「早期老化症」と呼びます。不妊治療などの際に説明されるダウン症候群なども早期老化症の一種です。この一覧表は、公益社団法人長寿科学振興財団が提供する『健康長寿ネット』で確認することができます。

では、原因であるこれらの遺伝子異常を治療することができるならば、どうでしょう。その患者の老化の進行具合は人並みになるのではないでしょうか。本来無かったはずの、加速した分の余計な老化は、取り除くことができるのではないでしょうか。

さらに踏み込むならば、遺伝子レベルで積極的に介入をすることで、健常者に対しても加速していた〝老化〟を遅らせ、巻き戻すことが可能なのではないでしょうか。

この写真は、そんな世界観が提示されるには十分な症例写真だと考えます。

ウェルナー症候群などの早期老化症は、私たちに以下の事柄を突きつけます。

早老症に分類される疾患名	原因遺伝子
ウェルナー症候群	ｗｒｎヘリカーゼ
ハッチンソン・ギルフォード・プロジェリア症候群	ラミンＡ遺伝子
コケイン症候群	ｃｓａ遺伝子
ブルーム症候群	ｂｌｍヘリカーゼ
色素性乾皮症	ｘｐ遺伝子
ワーナー症候群	ｗｒｎ遺伝子
ダウン症候群	21番染色体トリソミー

・老化と加齢は違う
・老化は加速したり減速したりする
・老化は原因であり、老年症候群は結果

いかがでしょう。少しずつ、〝老化〟に対する常識、固定観念が揺さぶられてくるのではないでしょうか？　順を追って補足説明してみます。

老化と加齢は違う

あらためてウェルナー症候群をみてみましょう。20歳頃までは、「加齢≒老化」であり、周囲の友人も特段の異常に気付きません。しかし、30歳の同窓会ではどうでしょうか。年齢は等しく30歳のはずなのに、ウェルナー症候群の方の外見は40歳代に近いでしょう。これが、40歳の同窓会ならばどうでしょうか。恐らく、ウェルナー症候群では60歳代の風貌、身体機能になっていることでしょう。明確に「加齢≠老化」であり、両者の間にはイメージのギャップが存在します。

英語では、加齢＝aging（エイジング）、老化＝senescence（セネッセンス）と表記されます。そもそも全く違う概念なのです。そして、このsenescenceとは本来、〝個体の老化〟ではなく〝細胞の老化〟に対する意味合いの方が強いのです。つまり、老化の主体も、一つの生命個体ではなく、一つの細胞の老化、を意味するものなのです。

個体レベルでの老化と、細胞レベルでの老化、遺伝子レベルでの老化。詳細は第3章「細胞から読み解く老化の本質」や、第4章「遺伝子から読み解く老化の本質」などで述べますが、老化の主体を区別することも「老化の本質」を掴むためには重要です。

老化とは動的なプロセスである

話を戻します。加齢とは、誕生してから現在に至るまで、一方向性に一定の速度で進行する過程で、「暦年齢」という概念が対応します。一方で、老化に対応する概念は「生物学的年齢」と呼ばれています。

フィットネスジムやエステなどで、体重計や体組成計に乗り、表示された体年齢に一喜一憂する方もいらっしゃるのではないでしょうか。その他にも、肌年齢や血管年齢、腸内環境年齢など、生物学的年齢を計測する指標は様々です。何を指標にするかは各人各様だとしても、日常的にこの変化を受け入れている方も多いのではないでしょうか。

肝心なのは、その「生物学的年齢」は可逆的で、努力次第では巻き戻す＝若返ることが可能な点です。そして、その変化の速度、勢いも変動します。老化とは、加速したり減速したり、場合によっては巻き戻ったりします。進む方向性も、その速度も変動する、極めて動的なプロセスなのです。

この老化測定のための、より実態を反映した計測方法が求められるのは自然なことです。昨今では、第５章で取り上げる、遺伝子を取り巻く環境＝エピゲノムの状態を計測して「生物学的年齢」とする動きもあります。エピジェネティック・クロックと呼ばれるものです。詳細は後述しますので、ここでは全体像を掴んでいただければ十分です。

老化は原因、その結果が老年症候群

従来、老化とはその本質が掴めず、ただそこにある生理現象として認識されてきました。人類の誰も、老化が治療可能な疾患であるとは想像すらしませんでした。当然、老化を受け入れる以外に選択肢はなく、「老化」と、老化に伴って発症する「老年症候群」とは混同されがちでした。「老化」に対する治療法ではなく、「老年症候群」に対する対症療法ばかりが発展してきたのです。

これが、「ゲノム解析」技術により一変します。細胞の設計図である遺伝子を一つ一つ調べることで、従来は不可能だった仮説検証が可能になりました。この動きが、次世代型シークエンサーの登場で加速します。処理能力が各段に向上し、ＰＤＣＡサイクルの絶対数が増え、膨大な数の仮説検証が可能となりました。

結果、遺伝子レベルの異常が「老化」を加速させ、「老年症候群」を引き起こしている事実が判明します。これにより、「老化」と「老年症候群」は別のものとして考えられるようになります。そして、「老化」そのものに対する治療が叶ったならば、結果として引き起こされている「老年症候群」も一網打尽にできるのではないかという仮説が支持を得ることになるのです。

こうして見ると、従来の〝老化像〟が揺らいできませんか。本章では、「老化は治る」ということが、世界的な共通認識であることを掴んでいただければ十分です。次章では、「老化は治る」の意義を深掘りしてみようと思います。

コラム 宮沢賢治を想う

37歳の誕生日。私は岩手県盛岡市にある光原社を訪れていました。宮澤賢治の生前唯一の童話集「注文の多い料理店」を出版した会社であり、また、その童話のモチーフとも言われています。何気なく一冊の本を手に取り、「アメニモマケズ、カゼニモマケズ、、、」と脳内で記憶が蘇ります。幼児教室で意味も分からずに暗唱していました。懐かしい思い出、当時の記憶が蘇り、ついつい関連資料にも関心が赴き、衝撃の事実を知ります。

宮澤賢治の実弟、宮澤清六が語るに、

「雨ニモマケズ」は、文学なんかじゃない。あれは、賢さんの『生きたい!!』という祈りの言葉だったんだ。
(わたしの宮沢賢治 祖父・清六と「賢治さん」 清六の孫、宮沢和樹 著)

「雨ニモマケズ」は宮澤賢治の遺作のメモだったのです。享年37歳。私がこれから過ごす1年間は、宮澤賢治が生きたくて生きたくてたまらなかった1年なのだ。全身が身震いし、何か大いなるものに圧倒される感覚に襲われました。

同時に、宮澤賢治が法華経の熱心な信者であったことを知ります。

賢治さんはこの「行く」ということをたいせつにしていて、それをいつも口にしていたそうです。
(わたしの宮沢賢治 祖父・清六と「賢治さん」 清六の孫、宮沢和樹 著)

東西南北に「行ッテ」という表現が、お釈迦様が出家を決意する「四門出遊」と重なります。法華経は思想よりも菩薩業の〝実践〟を重んじる宗教であり、彼の「生きたい!!」という気持ちたるやいかほどか。

あれから1年が過ぎ、齢38になりました。老化は治る時代だからこそ、1年という歳月のありがたみ、重みを改めて噛み締めなくてはなりません。私には何が〝実践〟できるのかを自問自答する日々です。

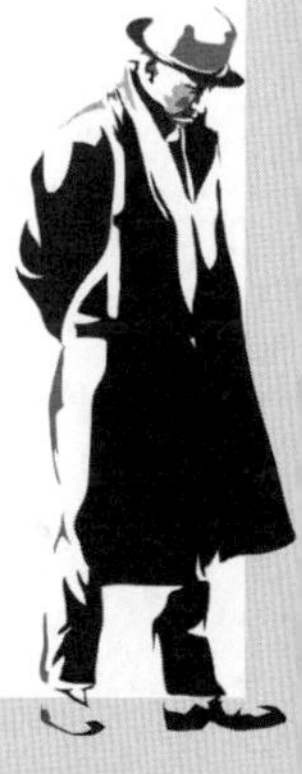

第2章
人類は老化という病を克服する
「老化は治る」宣言の意義を問う

第1章では、「老化は治る」という
「医学の新常識」をお伝えしました。

しかしながら、この新常識が
社会にもたらす意味合いは、
まだ十分には認識されていません。

実は、人類社会を抜本的に変える
グレート・ローテーションである
可能性が高いのです。

本章では、数ある疾患の中で
「老化という病」は何がそんなに特別なのか
を紐解いていきます。

万病のリスクが1／100〜1／1000に

まずは、リスク因子の観点から。

日本人の死因のうち、がんが第1位なのはよく知られています。その中でも特に、肺がんの割合が最も多いことも。喫煙はこの肺がんのリスク因子として知られ、大々的な禁煙キャンペーンや、禁煙外来の設置など、政策にも反映されています。

実際のところ、どの程度のリスク因子なのでしょうか。男性ならば4・8倍、女性ならば3・9倍、受動喫煙でリスク1・3倍と言われています。

一方で、老化はどうでしょうか。なんと100〜1000倍とも言われています。「喫煙」よりも圧倒的に「老化」の方が、インパクトが大きいリスク因子であることが分かります。

実際、20歳のヘビースモーカーと、80歳の健康オタクの方と、どちらが肺がんになりやすいでしょうか。他の条件は全く同じだと仮定しての話です。読者の方の皮膚感覚でも、後者の方が、肺がんリスクが高いことは、納得できるのではないでしょうか。

次に、がんの中で二番目にメジャーな大腸がんではどうでしょうか。ハムやソーセージなどの加工肉の摂取で、リスクが上昇することが指摘されています。それでも数割程度です。どんな悪条件が重なっても、せいぜい2〜3倍程度でしょう。

一方で、治療可能な「老化」を放置することは、やはり大腸がんのリスクを１００～１０００倍にします。老化は、もしも治せるとしたら、治さない理由を探す方が困難な程に、突出したリスク因子なのです。

がん以外の、糖尿病や高血圧・脂質異常・動脈硬化などの生活習慣病はどうでしょうか。やはり、同様のことが言えます。飲酒を控える、塩分を控える、などの配慮をしているとおり、アルコールや塩分など環境要因における各種各様のリスク因子が知られています。他にも、遺伝要因に伴う疾患なども知られていますが、その中で何が最も危険なリスク因子かは自明です。

もう、お気付きでしょう。「老化」とは、それ以外のリスク因子を無視できる程に突出したインパクトを持つリスク因子であり、加えて、全リスク因子のなかで唯一、万病に共通するリスク因子なのです。言い換えるならば、

「老化を治療することで、万病のリスクが１／１００～１／１０００になる」

となります。インパクトの大きさと、カバー範囲の広さ。二重の意味で、老化を治療する意義は極めて大きいのです。

まずは老化を治せ。話はそれからだ

次に、治療戦略の観点から読み解いてみましょう。医療現場では、担当する医師の専門性によって治療戦略が異なることは日常茶飯事です。

読者の方にとって耳馴染みのある薬剤は、臓器ごとに「部分最適」であることが大半です。例えば、血圧を下げる降圧薬。心臓の負担を軽減する代わりに、脳への血流も低下して認知症を進行させる可能性が指摘されています。また、心臓にとっては良い作用をするホルモン製剤が、腎臓という別臓器には負担をかけることも。

ドラマなどでよく見かける集中治療室（ICU）などでは、より顕著です。患者の容体は予断を許さず、何から手を付ければ良いのか迷う症例もあります。それぞれの専門性を持った医師たちが、お互いの意見をぶつけ、最終的には責任を負う主治医の一存で治療戦略が決定されます。

西洋医学を主とする現在の「医学の常識」では、何らかの効能を得るために何らかの負担を容認する、トレードオフの関係を前提としています。「部分最適」の解釈の仕方で、治療戦略は千差万別です。

しかしながら、「老化」に対する治療は、先述のとおり「全体最適」です。臓器間でのトレードオフの関係はありません。

　また、老化治療とは「根本治療」である点も特筆すべきことです。従来の医療では、「老化」によって発症する「老年症候群」に対する対症療法ばかりが追求されてきました。実際に、老年症候群である糖尿病・高血圧・脂質異常症・骨粗鬆症などに対して、血糖降下薬・降圧薬・スタチン系薬・ビタミン剤などが処方されています。筋力低下に対する運動療法なども同様です。

　これに対して、「老年症候群」の原因である「老化」については、一網打尽に治療することが可能かもしれません。

　生活習慣病ではより分かりやすいです。第3章で詳細を説明しますが、細胞が老化して〝老化細胞〟になった際には、周囲に炎症を引き起こすことが知られています。その結果、ＳＡＳＰ（サスプ）と呼ばれる、細胞老化に伴う炎症性タンパク質の分泌現象が現れ、生活習慣病に至ります。そうであるならば、「細胞の老化」を治療することが最も合理的です。

　究極的には、症状が出てから治療を開始するのではなく、発症する前段階で先手を打って、根本原因である老化を治療することが好ましいとすら言えます。

　この「医学の常識」の変化により「医療の常識」も変化するべきです。これからは、『まずは老化を治せ。話はそれからだ』

という考えになるのではないでしょうか。

人間が生きていくことを、一定の幅の険しい山道を歩み続けることに例えてみます。老化するとは、この道幅、安全域が狭くなるようなものです。道幅が十分に保たれているうちは、特段の自覚症状もなく、少しぐらい中央から外れても、簡単に戻ることができます。しかしながら、老化に伴って道幅が狭くなった状態では、何かの拍子に簡単に踏み外し、転落してしまいます。

従来の医療は、狭くなった道幅の中で必死にバランスを取っているに過ぎません。一方で、老化の治療とは、狭くなった道幅をもう一度広げて、安全域を再確保することを意味します。

こうしてみると、高血圧や糖尿病などの内科疾患に対しては、まず、老化に伴う高血圧、老化に伴う糖尿病、を一網打尽に治療し、それでも残る症状に対して、降圧薬や血糖降下薬などの従来型医療で治療する。このような二段構えの医療をおこなうことが良いのではないでしょうか。

また、外科疾患でも恩恵がありそうです。老化治療で臓器の機能低下が改善した分だけ、予備機能・予備体力が確保できます。結果として、従来なら手術適応外だった患者の方に対して、外科手術を適応することが可能になるかもしれません。

「老化は治る」が意味するものは、医療現場の治療戦略そのものを一変させる可能性を秘めているのです。

人類は老化という病を克服する

人類史の観点から「老化は治る」宣言の意味合いを読み解いてみましょう。２０１９年にＷＨＯ（世界保健機構）が公表したＩＣＤ－11（国際疾病分類第11版）に、「老化は治療対象の疾患である」という概念が盛り込まれたことを述べました。具体的には、疾患名にタグ付けするエクステンションコードに、「老化関連の（aging-related）」というタグ「ＳＴ９Ｔ」が設定されています。

このような行政コードは、ＩＣＤが定めてから数年遅れて、世界各国の行政機関に反映されます。日本国内でも数年以内に、普通の医療事務の方が「老化に伴う高血圧」、「老化に伴う呼吸不全」と入力する光景が繰り広げられます。この事実を認識した時、「老化は治る」という表現は私にはこう聞こえたのです。

『人類は老化という病を克服する』

と。

ＩＣＤは約30年ごとに改定されます。ＩＣＤ－10は１９９０年に公表されました。ならば、これからの30年に起こることを予測するには、過去の30年を振り返ればいいわけです。

これまでの30年間は、人類が「がん」という病を克服しようとする時代でした。その闘争は現在も継続中ですが、「がんの本質」が判明するに従い、飛躍的にその治療法も進みました。それならば、これからの30年は、「老化の本質」を解き明かし、それに伴って治療法も進歩すると予測されます。

歴史的に、人類は、低栄養を克服し、不衛生を克服してきました。そして、感染症という病を、がんという病を克服せんと、現在も日進月歩です。これからは、人類が老化という病を克服する時代です。

今回の人類社会規模のプロジェクトは、過去のそれらと違う点が二つあります。一つは、「従来の疾患の克服」が「平均寿命の延長」を意味したのに対し、今回の「老化という疾患の克服」は「最大寿命の延長」を意味する点。もう一つは、寿命延長の中には、単なる生存寿命の延長ではなく、社会的に意味を持つ健康寿命の延長という概念が盛り込まれている点です。

まさに、人類社会のグレート・ローテーションです。『地球こそが動いている』という地動説や、『人類は月面に到達できる』というアポロ計画にも匹敵する社会的なインパクトを持つプロジェクトが、今まさに現在進行中なのです。

老化の本質を掴むには

いかがでしょう。前章では「老化は治る」という世界観を、本章では「老化が治る」ことの社会的かつ歴史的意義について述べました。次章以降では、いよいよ「老化の本質」に迫っていきたいと思います。

その前に一つ、読者の方に質問です。使いものにならなくなった自転車を想像してみてください。大きく分けて、

・全ての部品が等しく劣化した状態
・車輪など一部の部品が劣化しているが、車体など部品は正常の、まだらの状態
・部品（ハード）は正常だが、接続などの機能（ソフト）に問題がある状態

の三つのどれかでしょうか。重要なのは、自転車の劣化に対するイメージが千差万別であるということです。同様に、読者の方にとって「老化」のイメージも千差万別です。

これが、「老化の本質」を深掘りしなくてはならない理由です。老化を学問し、老化を科学して初めて、適切に「老化を治療する」ことができるのですから。

次章以降で、様々な、本当に様々な切り口で「老化の本質」を深掘りしてみましょう。

を担う警察と言えます。このように考えるなら、基本的な戦略は二つ。がん細胞に対する嫌がらせと、免疫細胞の活性化です。

がん細胞に対して嫌がらせをするためには、まず、がん細胞の好みを知る必要があります。がん細胞はグルコースしか栄養源にできない。がん細胞は周囲を酸性環境にする。がん細胞は血管新生を行う。等々。この正反対を行えばいいのです。

グルコースしか栄養にできないのであれば、食事を糖質オフにすればいいのです。通常細胞はグルコースが無い場合にはケトン体を活用します。一方で、がん細胞はケトン体を活用できません。がん細胞に対する兵糧攻めとも言えます。食事療法にも一定の根拠があるものなのです。

がん細胞が周囲を酸性環境にするのは、全てのがん細胞が NHE1 という、Na+と H+の Exchanger を発現しているからです。この NHE1 を破壊すれば良いと考えるのが自然ですが、実際にそのような薬剤を使用したところ、脳梗塞などの合併症が生じてしまいました。それ故、体内環境をアルカリ性にして、実質的に NHE1 を無効化する手段が模索されます。これが、梅エキスの摂取などを推奨する根拠とされています。

がん細胞が血管新生を行うことに注目すると、その血管を詰まらせることも有効な治療法と成り得ます。こちらも兵糧攻めに相当する治療内容です。実際に、目を見張るような治療成績を公式 HP で公開している医療機関も存在します。

また、温熱療法も有効です。通常組織であれば、局所を熱で温めても、血流による循環で冷却され、一定温度以上にはなりません。しかしながら、がん細胞の周囲では血管新生による血管走行は無秩序であり、血流循環による冷却が機能しません。結果として、がん細胞の周囲には熱が籠り、ヒートショックプロテインが生成され、“がん”細胞に対する嫌がらせが可能となります。

もう一つの原理原則、免疫細胞の活性化についても検証が進みます。免疫チェックポイント阻害剤は保険適応もされていますが、免疫力に対する期待はそれだけに留まりません。自由診療では、がん免疫ワクチンなども実臨床が行われています。エビデンス（証拠・根拠）こそ保険診療には及ばないものの、既に一定の評価を得ている治療法もあります。大学病院などでは実践しにくい治療法をフレキシブルに検証して、新しい治療法の確立を目指す姿勢こそ、開業医のあるべき姿だと思っています。

尚、第 7 章で取り上げる 5 デアザフラビンには、TND1128 のタイプ以外にも別タイプのものが存在します。本質はチロシンキナーゼ阻害剤であり、難治性のがんに対して抗がん剤としての使用も可能だと考えています。眠れる知財を社会実装するために、一つ一つ、誠実に、着実に、情報発信をしていきます。

コラム 人類は「がん」という病を克服する

この30年間、人類はがんという病を克服しようとしてきたと述べました。厳密には、現在進行形であり、まだ完全に克服したとは言い切れません。それでも、確実に“がん”に対する「医学の常識」はひっくり返りました。それは“がん”が代謝性疾患であると認識されたからです。

従来のがん治療は、手術・放射線・抗がん剤治療の三大療法が主でした。しかしながら、これは“がん”が画像検査で発見されてからの治療法です。腫瘍マーカーの上昇などが血液検査で指摘されても、どこに“がん”があるのか分かりません。内視鏡やCT検査で場所を同定（特定）しないことには、手術や放射線の局所的な治療を行うことはできません。全身に対する治療である抗がん剤投与も、副作用を考慮すると流石に無理筋です。がん治療とは、まず“がん”と疑わしい場所を同定し、それがどういう種類の“がん”なのかを同定し、さらにその進行度を同定して、初めて治療方針が決定されます。一例を挙げるなら、肺扁平上皮癌Stage2a等は、肺にある、病理像が扁平上皮癌の、進行度がStage2aという、三つの情報を含んでいます。これらの情報に応じて、三大療法の方針が決定されるのが一般的です。

しかしながら、画像検査で“がん”の存在が確認されるのは、ある程度進行している状態を意味します。発見されていないだけで、数年もの期間にわたって、その“がん”はその場所で成長しているのです。これをもっと早期に発見することはできないのか。それが可能ならば治療成績も良くなるはずです。

検査方法について述べるならば、血液中にCTC（**C**irculating **T**umor **C**ell）と呼ばれる、血液中のがん細胞を検出する検査等があります。また、エクソソームと呼ばれる“がん”細胞が細胞間コミュニケーションとして分泌する細胞外小胞の検出なども、検査対象となっています。早期発見の手段も、自由診療領域では日進月歩で報告されています。

肝心の治療法はどうでしょう。この検証のためには、「がんの本質」を知る必要があります。実は、私たちの身体の中では、毎日、3000～5000個もの“がん”細胞が生まれているのです。読者の方にとっては衝撃の事実ではないでしょうか。紫外線を浴び、刺激物や添加物を摂取し、アルコールや煙草を嗜む。そんな日常生活で、がん細胞が生まれています。このがん細胞を、免疫細胞が退治しているのです。内視鏡やCT検査で指摘される前段階である早期に治療を開始するには、この仕組みを理解することが重要です。

理解が深まるように、がん細胞を犯罪者、がんになる前段階の細胞を犯罪予備軍に例えてみましょう。そうすると、免疫細胞はさしずめ治安維持

第3章

細胞から読み解く「老化の本質」

第２章の終わりで「老化の本質」を掴む
重要性を述べました。
しかしながら、その「老化の本質」は
単一の切り口だけでは到底、
掴み切れません。

本章ではまず、
生命個体の基本単位である細胞の観点から
「老化の本質」に近づいてみたいと思います。

細胞老化と老化細胞

さて、第1章でも、老化を意味するsenescence（セネッセンス）は、本来、細胞の老化を意味すると述べました。個体の老化と、細胞の老化は異なるのです。これを端的に表すのが、がん細胞の存在です。がん細胞とは、無限に細胞分裂して増殖しますが、結果として生命個体そのものを蝕みます。老化の主体を区別することの重要性が伝わるかと思います。

細胞に焦点を当てましょう。細胞の一つ一つは、細胞老化senescenceを経て、最終的には「老化細胞」になることが知られています。別名ゾンビ細胞とも呼ばれますが、ここでは「老化細胞」と呼び方を統一します。

この老化細胞、実は私たちにとって非常に身近な存在です。タバコや飲酒などの生活習慣、抗がん剤や放射線治療などの医療行為、あるいは戦争や震災などに伴うストレス、果ては、新型コロナウイルス感染症による過剰な免疫応答などによって、私たちの体内に蓄積することが知られています。

どうやら、「老化細胞」を知ることがヒントになりそうです。細胞老化という動的なプロセスを解き明かすよりも、老化細胞の丹念な観察ならばもう少し容易にできそうです。さっそく、老化細胞について深掘りしてみましょう。

ヘイフリック限界

世界で最初に「老化細胞」が発見されたのは、１９６１年、今から60年以上も前のことでした。発見者はレオナード・ヘイフリック博士。それ以前は、身体の一つ一つを構成する細胞は、無限に細胞分裂して増殖できると考えられていました。生命個体には寿命があるのに、細胞には寿命がない、と考えられていたのです。

実験室では、細胞をシャーレと呼ばれる透明な皿の上で培養するのが一般的です。このシャーレの上に撒いた細胞は細胞分裂を繰り返し、やがて、シャーレ全体を埋め尽くします。そうなる前に一部の細胞を別のシャーレに移動させます。これを、「代を次ぐ」という意味で「継代《ケイダイ》」と呼びます。こうして、一つの細胞の系統を種としてずっと保存することが可能です。伝統と格式ある老舗料理屋が行う「のれん分け」のようなイメージに近いでしょう。

他の研究者と同様に継代を繰り返す最中に、ヘイフリック博士がある異変に気付きます。どうやら、「継代」が40回目を超えたあたりから、細胞の様子が変だ、と。具体的には、細胞の増殖速度が低下していること、細胞の形・見た目の印象がだらしない形状に変化していることが確認されます。

そして、45回目の継代までは細胞の生存率が100％であったにもかかわらず、それ以降の継代では、死滅する細胞が徐々に表れます。継代を繰り返すごとに、生存率は下がる一方。そしてついに、63回目の細胞分裂で全ての細胞が死滅したことを確認します。

まさに、「細胞にも寿命がある」と「医学の常識」がひっくり返った瞬間です。この、細胞分裂の限界は、発見者の名前に因んで、ヘイフリック限界と呼ばれています。

ヘイフリック博士の最大の功績は、個体の老化と、細胞の老化は別とし、『細胞老化（senescence）』の概念を確立したことにあります。この功績により、人類は老化の本質に一歩近づくことになりました。現在では、幹細胞や生殖細胞といった特殊な細胞を除き、身体を構成する通常の体細胞は50〜60回程度の細胞分裂でヘイフリック限界を迎えることが知られています。

ＷＩ－38細胞という共通基盤

ヘイフリック博士が切り開いた「細胞老化」の研究は、世界中で検証され始めます。博士たちが実験で使用した細胞株の系統「ＷＩ－38細胞」は、一般販売されたことも相まって、世界中の研究室に行き渡りました。結果的に、世界中の研究者たちが、共通の基盤に基づいてデータを整理し、膨大な数の仮説検証が繰り広げられます。この「ＷＩ－38細胞」は中絶胎児の肺から取り出した細胞株ですが、多くのワクチン製造に使用されました。現在でもＷＩ－38を用いた研究の成果物により、多くの人の命が救われ、公衆衛生の改善に役立っています。

尚、「ＷＩ－38細胞」のＷＩは米国東部フィラデルフィアにあるウィンスター研究所（The

Winstar Institute of Anatomy and Biology）の頭文字を取ったものです。その38番目の系統という意味なのでしょう。研究者達の功績が名前として語り継がれるのは、素敵なことだと思います。日本国内でも、日本人由来の老化研究用細胞モデルとしてＴＩＧ－１細胞が広く知られています。当然、１に続く数字の系統も。これらは東京都老人総合研究所（Tokyo Metropolitan Institute of Gerontology）の頭文字に敬意を表したものです。同施設は現在、東京都板橋区にある健康長寿医療センターとして知られています。

国内でこのような細胞株が確立された背景には、人種による違いの問題に加えて、早期の状態の細胞株を用いた継代の研究が困難であった背景などもあるようです。時代背景やヒューマンドラマを知ると、記号としか思えない文字列も、なんだか感慨深く想えてきます。

テロメア短縮の発見

ＷＩ－38細胞を活用した細胞老化の研究は、世界中で行われましたが、ヘイフリック限界の発見以降は、細胞老化の本質を誰も解明できませんでした。次の転機は、遅れること約30年。1990年のことでした。後にノーベル生理学・医学賞を受賞することになる、キャロル・グライダー博士らによる「テロメア短縮」の発見です。

テロメアとは染色体の末端に位置する、ＴＴＡＧＧＧという塩基対（生物の細胞核中に多く含まれる、塩基・糖・燐酸からなる高分子物質を構成する塩基が水素結合によって対合したもの）の反復配列を意味します。telomere（テロメア）とは、ギリシャ語で「末端」を意味するtelos（テロス）と「部分」を意味するmeros（メロス）からなる造語です。その存在自体は1930年代には知られていましたが、テロメアがどういう役割を担っているのかは全くもって不明でした。

グライダー博士らは、この末端にあるテロメアが、より中枢部にある染色体の遺伝情報を保護していることを突き止めました。テロメアは、シューレース（靴紐）のプラスチック部分、靴紐の端を保護している部分のようなもので、細胞分裂のたびに、その保護部分であるテロメアが短くなっていく。いよいよテロメアが短くなり過ぎると、細胞は分裂することを止め、老化細胞になって機能停止する、という具合に。ヘイフリック限界とは、テロメアが限界ま

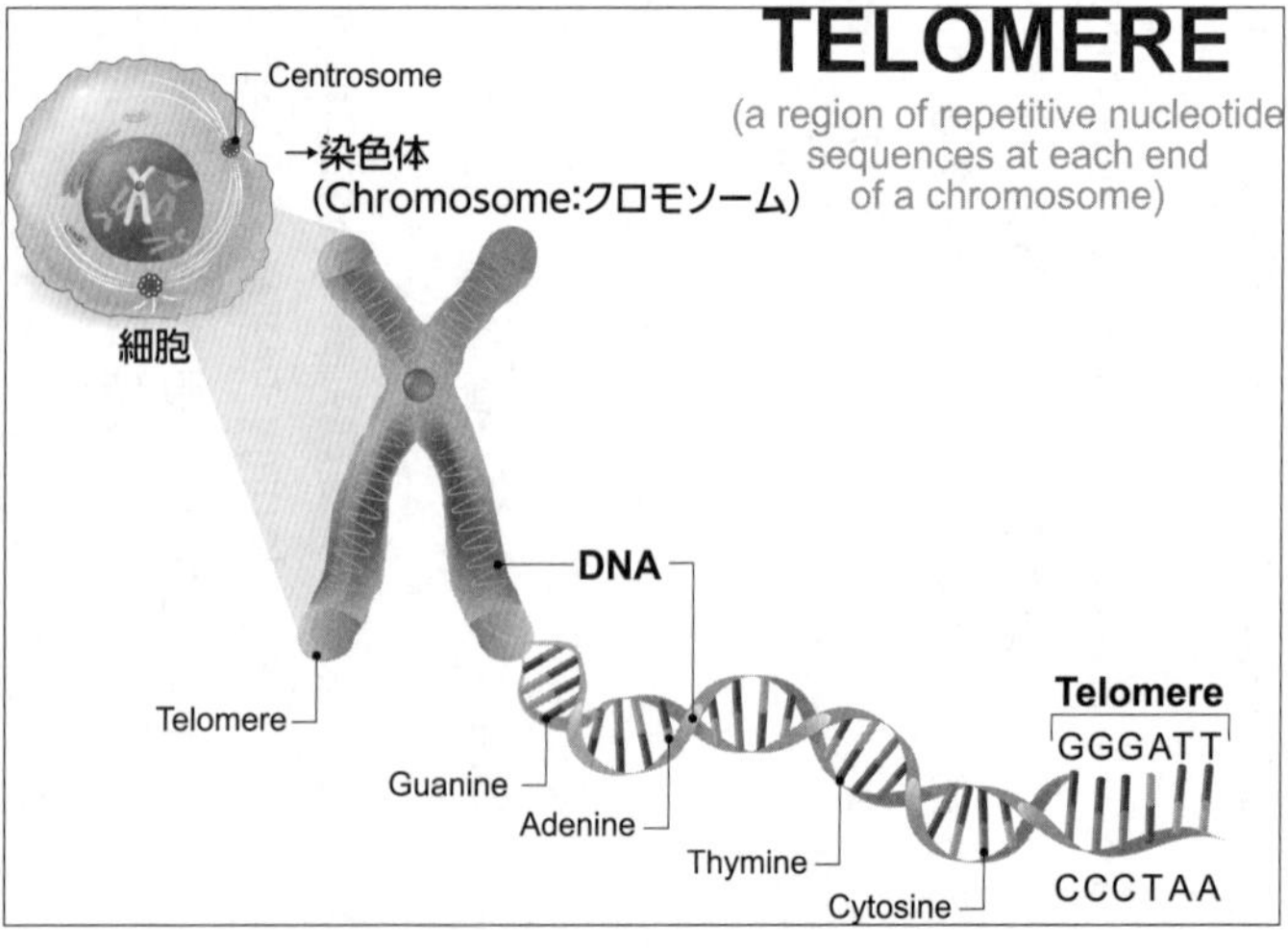

で短縮して細胞が分裂を停止した状態に相当するわけです。

・テロメア長が十分に残存　↓　細胞分裂が適切に行われ、遺伝情報が正確に伝わる
・テロメア長が既に短縮化　↓　細胞分裂の際に、遺伝情報にエラー情報が紛れ込む

という具合です。このため、テロメアは俗に「命の回数券」と呼ばれたりもします。

では、このテロメアを延長したならば、ヘイフリック限界を突破できるのではないか。そして、その細胞は細胞分裂を無限に繰り返して、不老不死に至るのではないだろうか。世界中が色めき立つには十分な仮説でした。テロメアを延長するテロメラーゼの発見により、仮説が実際に検証されます。

結果は、正しくもあり、間違いでもありました。

確かに、テロメラーゼの発見により、細胞はヘイフリック限界を突破して〝細胞〟の不老不死は叶いました。しかしながら、その細胞はがん細胞と化しており、〝生命個体〟の不老不死には程遠いものでした。こうして捉えてみると、老化細胞とはがん細胞を生み出さないための、生命個体にとっての防御機構とも言えます。

現在では、テロメアの研究は老化領域よりもむしろ、がん領域で注目されています。国立がん研究センターでも、テロメラーゼによる新しい抗がん剤開発の情報が公開されています。

もう一つの老化細胞

ここまでが、in vitro（インビトロ）と呼ばれる、試験管内での実験から得られた知見です。一方で、in vivo（インビボ）と呼ばれる、生体内の環境では、全く別の事実が判明しています。「私たちの身体の中には、テロメアが十分に残っているにもかかわらず、ヘイフリック限界前の老化細胞が存在している」という事実です。

やはり、科学は面白い。医学の常識、思い込みが覆るのは、日常茶飯事です。in vitroが実験室という理想的な環境であるのに対して、in vivo は実際の生体内という極めて複雑な環境です。違うのは当然なのですが。

老化を意味する senescence（セネッセンス）は次の二つに大別されます。

・replicative senescence（レプリカティブ・セネッセンス）
・premature senescence（プレマチュア・セネッセンス）

前者のレプリカティブとは、複製品を意味するレプリカとして、日常会話でも使用します。細胞分裂（レプリカ）の度にテロメア短縮が起こり、ヘイフリック限界を迎え、老化細胞になることを意味します。

一方、後者のプレマチュアとは、未成熟・未発達を意味します。テロメアが短縮しきる前段階、ヘイフリック限界を迎える前段階で、老化細胞になるという意味です。この種類の老化細胞が意味するものは何か。

細胞が軽微なダメージを受けた際に、それを修復して細胞分裂に至るのは合理的です。しかしながら、修復が不可能な程の強いダメージを受けたならば、どうでしょう。最早その細胞は正常に細胞分裂ができないでしょうから、分裂そのものを中止すべきです。これが、テロメアを残したまま老化細胞となるpremature senescence（プレマチュア・セネッセンス）の正体です。ここでも、細胞自らが老化細胞になることによって、生命個体を守っていることが確認できます。

premature senescenceは別に、stress-induced senescence（google検索で3,010,000件）とも呼ばれています。各種のストレス（stress）によって引き起こされる（induced）細胞老化（senescence）のことです。特に、

・oncogene-induced senescence（google検索で5,080,000件）
・radiation-induced senescence（google検索で3,130,000件）

等の表現が目立ちます。それぞれ、がん遺伝子の活性化によって引き起こされる細胞老化、放射線被爆によって引き起こされる細胞老化、という意味です。

この他にも、抗がん剤の投与や放射線治療に伴う医療行為、戦争や震災などの災害体験、化学物質による強い酸化ストレス、等によって細胞老化が引き起こされることは以前から知られていました。近年では、新型コロナウイルス感染症に伴う細胞老化も指摘されています。大阪大学微生物病研究所の発表によると、新型コロナウイルス感染に伴って免疫反応が過剰になった際に、肺組織に老化細胞が存在することが確認されました。

ストレスという視点から解釈してみると、テロメアが短縮してヘイフリック限界を迎えた状況も、染色体が持つ遺伝情報、DNAがストレスに晒されているとも解釈できます。遺伝情報であるDNAに修復不可能な程のダメージを受けた細胞は、細胞分裂を停止して老化細胞になるわけです。

SASPとは

こうして見てみると、細胞老化は私達の日常生活で引き起こされていることが分かります。喫煙や飲酒、過度なトレーニング、等で、気付かぬうちに細胞老化が進行しているのです。そして、その一部は老化細胞になっています。

体内にできた老化細胞は通常、アポトーシス、別名、細胞の自殺と呼ばれる自浄作用によって消滅したり、免疫細胞によって跡形もなく処理されたりして、存在そのものが綺麗に無くなります。内容物は分解され、周囲の正常細胞や正常組織の栄養源となり、周辺組織の状態は良好です。

しかしながら、あまりにも多くの細胞が老化細胞となってしまうと、その処理が追い付きません。一定数の老化細胞は体内に残存し、周囲に炎症を引き起こすことが知られています。この現象こそがＳＡＳＰ（サスプ：細胞老化関連分泌現象）と呼ばれるものです。

英語で表記するとSenescence-Associated Secretory Phenotypeであり、ＳＡＳＰはその頭文字を並べたものです。細胞老化（senescence）に関連（associated）して、老化細胞から分泌（secretory）された炎症性の物質により、周辺組織が各現象（phenotype）をきたすという意味です。

これは、糖尿病や高血圧、脂質異常、動脈硬化などの生活習慣病をきたすメタボリックシンドロームに構造が似ています。

脂肪細胞　↓　周囲に炎症　↓　生活習慣病　↓　メタボリックシンドローム
老化細胞　↓　周囲に炎症　↓　生活習慣病　↓　ＳＡＳＰ（サスプ）

メタボリックシンドロームの患者に対しては、糖尿病や高血圧の治療などが必要ですが、それらはあくまでも対症療法に過ぎません。「肥満ドミノ」という言葉があるように、肥満こそが根本原因であり、その肥満によって糖尿病や高血圧・脂質異常・動脈硬化、などの生活習慣病が発症することが知られています。ですので、メタボリックシンドロームに対しては、「肥満」の治療こそが根本治療なのです。内臓脂肪によって引き起こされる炎症を抑えることが何よりも重要であり、大手食品メーカーなどは、美味しく香ばしいダイエット食（味も見た目も同じだけどカロリー半分のトンカツ定食、等）の開発に注力しています。

では、ＳＡＳＰの場合はどうでしょうか。糖尿病や高血圧に対する治療は、やはり対症療法です。根本原因は老化細胞による炎症ですので、この老化細胞を処理することが根本治療です。老化細胞の処理は、通常、以下の二つでした。

・アポトーシス（細胞の自殺、辞職のようなもの）
・免疫細胞による貪食（他の細胞による分解、リストラのようなもの）

すると、老化細胞に対する治療とは、

・アポトーシスを誘導
・免疫細胞を活性化

の二つが分かりやすい切り口となりそうです。

老化細胞除去薬（セノリティクス）

前者の治療法は、老化細胞除去薬（セノリティクス）として研究開発がされています。世界で最初に報告されたセノリティクスは、ダサニチブ＋ケルセチンという、古典的な抗がん剤と一般的な栄養素であるフラボノイドの組み合わせです。実際に、老化細胞をアポトーシスに誘導できることが確認されています。

他にも転写因子に作用する薬剤などが注目されており、米国では、アルツハイマー病や慢性腎臓病・特発性肺線維症などに対して、医薬品の承認を目指して第Ⅰ相や第Ⅱ相の臨床試験が計画、実施されています。

夢のある話ではありますが、これらの本質は抗がん剤です。抗がん剤の投与によって老化細胞が生み出され、その老化細胞を除去するために、抗がん剤を使用する。なんとも不思議な話です。

もう少し副作用の少ない老化細胞除去薬はないのか。アポトーシスの仕組みそのものをターゲットにした場合は、老化細胞のみならず正常細胞にも影響が出てしまう。ならば、老化細胞に対してだけ、特異的に、アポトーシスを誘導できるものはないのか。

これに応えるのが、東京大学医科学研究所の中西真教授らによる研究、ＧＬＳ－１阻害剤です。

日本美容皮膚科学会の全国学術集会でも基調講演があり、実臨床を担う医師の間でも注目度は増すばかりです。

老化細胞の生存にはｇｌｓ－１（ジーエルエスワン：グルタミナーゼ１）という遺伝子が必要不可欠であり、同遺伝子から生成される物質が、アンモニアの生成を通じて酸性環境を中和していることを突き止めます。であるならば、このｇｌｓ－１という遺伝子を阻害すれば、老化細胞は細胞内の酸性環境を中和しきれずに、アポトーシスに誘導できるだろうという目論見です。マウスを用いた基礎研究でも、有効性を支持する報告があり、実臨床への応用が待ち遠しい治療薬の一つです。

老化細胞除去ワクチン

もう一つの治療法、免疫細胞による老化細胞の除去を見てみましょう。全体的に免疫力を上げる治療法は、既に自由診療領域である程度の臨床実績が得られています。免疫細胞そのものを培養して戻したり、食事療法やサプリメントなどで免疫のバランスを調整したり。治療成績については、各医療機関の公式ＨＰなどを参考にしていただくと良いでしょう。また、何気ないことに聞こえるかもしれませんが、「笑う」行為が免疫力を高める可能性も指摘されています。真偽の程は不確かですが、気持ちが前向きになって悪いことはありません。

さらに、最近では、先述の中西真教授らが、がんに対する免疫治療として保険適応されている抗ＰＤ－１抗体の有用性を報告しています。がん細胞と同様、老化細胞もＰＤ－Ｌ１という抗原を細胞の表面に提示することで、免疫細胞の監視を免れていることが発見されました。

例えるなら、片っ端から取り締まるＳＰ（免疫細胞に相当）に対して、通りすがりの人間（老化細胞に相当）が身分証明書（ＰＤ－Ｌ１）を提示しているイメージです。ＳＰはその身分証明書（ＰＤ－Ｌ１）を、情報を読みとる専用機器（ＰＤ－１）に接続照合し、合致した場合にはその人間を不審者とは見做さないという具合に。老化細胞は偽造パスポートを提示しているようなものです。

ここに、ＰＤ－１抗体を投与するとどうなるか。情報を読みとる専用機器が使用不可能になるため、当然、がん細胞や老化細胞が提示するＰＤ－Ｌ１を確認することができません。結果として、ＳＰに相当する免疫細胞は、本分である取り締まり効果を発揮します。パスポートの照合システムそのものに不具合が生じたら、偽造パスポートも意味をなさないのと同じです。実際には、ＳＰ役の免疫細胞が老化細胞を処理するわけですが。

実は、この仕組みは、がん細胞に対しても同様です。面白いことに、一部の正常細胞に対しても。がん細胞に対する治療法の横展開として、非常に面白い着眼点ですが、やはりＰＤ－Ｌ１を発現している正常細胞への影響が懸念です。

もっと、老化細胞にだけ作用する免疫システムに基づく方法はないのか。この筆頭が、老化細胞除去ワクチンだと考えます。順天堂大学医学系大学院の南野徹教授らによると、老化細胞は細胞の表面にＧＰＮＭＢと呼ばれる分子を発現させており、正常細胞にはこのＧＰＮＭＢが発現していません。そうであるならば、ＧＰＮＭＢをターゲットとしたワクチンを開発すれば、その投与で老化細胞だけを特異的に免疫細胞で処理することが可能です。安全性・柔軟性・効率性の三つの観点で、セノリティクスよりも有利とする説もあり、今後の検証が楽しみです。

本章では、細胞から「老化の本質」に迫ってみました。まだまだ「老化の本質」には至りませんが、本当にそう遠くない未来、「人類が老化という病を克服する」時代が到来しそうな予感がしませんか。

コラム がん細胞と老化細胞

本章をお読みの方で、勘の鋭い方はこう感じられたかもしれません。「あれ？老化細胞に対する治療戦略と、がん細胞に対する治療戦略は、似ている」と。そのとおりです。理解を深めるために、もう少しだけ専門的な説明をさせてください。

細胞には春夏秋冬のような周期があり、それぞれM期、G1期、S期、G2期と呼ばれています。この周期のことを細胞周期（Cell Cycle）と呼びます。M期のMはmitosis（有糸分裂マイトーシス）の頭文字Mです。細胞分裂の時期であり、芽（メ：Me）が出る春、とでも語呂を合わせると覚えやすいです。

春夏秋冬が1年に相当するように、M、G1、S、G2の四段階を経ることが細胞分裂1回分に相当します。この四段階には、次の段階に進むためのチェックポイントと呼ばれる関門が存在します。それぞれの関門を突破して初めて、細胞周期は進行します。そして、M期を迎えるごとにテロメアは短縮し、ヘイフリック限界が近づきます。テロメアが一定以上短縮すると、細胞は老化細胞となって活動を停止します。テロメアは半保護と呼ばれる状態であり、M1（mortality stage 1）とも呼ばれます。

ここからさらに、ある種のウイルス感染が重なったりして「細胞老化」の情報がキャンセルされた場合、停止したはずの細胞周期がさらに進みます。僅かに残ったテロメアも消失に向かい、テロメアは脱保護状態となります。M2（mortality stage 2）、テロメア・クライシスと呼ばれる状況です。

細胞老化、テロメア・クライシス、の二つの仕組みでほとんどの細胞が死滅しますが、ごく稀にこの関門を突破する細胞が現れます。それが、がん細胞の正体なのです。こうして整理してみると、老化細胞とがん細胞には、等しく細胞周期が関係していることが分かります。

抗がん剤の開発研究がそのまま老化治療薬の成果に繋がったり、老化細胞除去薬の研究がそのままがん治療薬になったりするのは、こういう理由なのです。

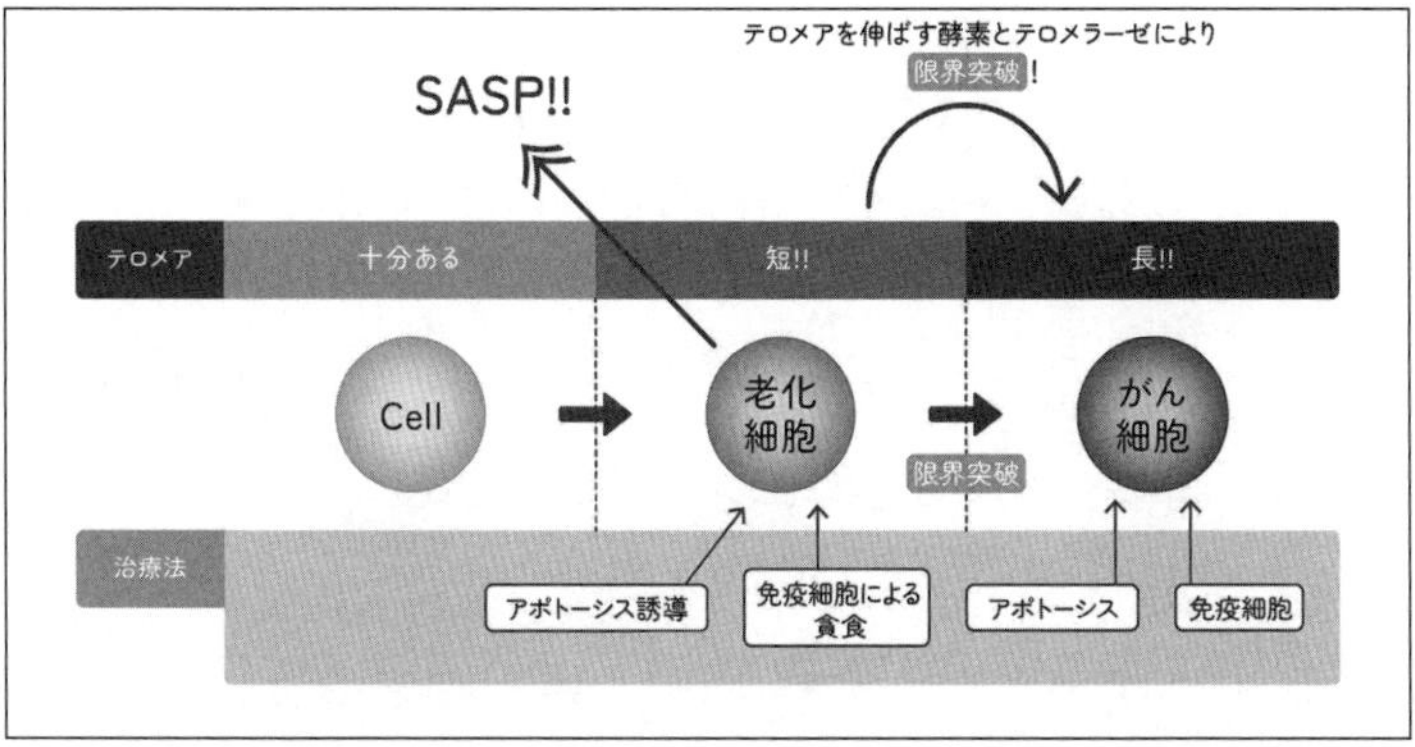

第4章
遺伝子から読み解く「老化の本質」

前章では、細胞レベルで
「老化の本質」を深掘りしました。
テロメアや染色体という
遺伝子レベルの内容にも触れましたが、
基本は細胞の一生涯の物語です。
「細胞にも寿命があり、老化もする。
老化細胞が呈するSASPはまるで、
老害社員が周囲に与える悪影響みたい。
組織を正常に保つためには、
辞職またはリストラが必要な場合もある」
と例えると、細胞と組織の関係は、
人間関係のようにも思えてきます。

さて、今度は細胞レベルからさらに一歩踏み込んで、
遺伝子レベルで「老化の本質」を探ってみましょう。
本章の要旨を一言で言えば、
「遺伝学が切り開いた新世界」です。

長寿遺伝子は、ある!!

第1章では、ウェルナー症候群の症例写真を提示しました。遺伝子異常により老化が加速する早期老化症の実例です。原因であるｗｒｎ遺伝子の異常を治療すれば、老化の進行速度が健常人並みに減速するという考えは自然です。遺伝子異常によって老化が加速する実例があるのであれば、遺伝子介入によって老化を減速させることもあり得るのではないでしょうか。

人間の身体には、アクセルとブレーキの両方の機能が備わっている部分が多くあります。自律神経として知られる交感神経と副交感神経の関係性は代表的なものです。そうであるならば、老化を加速させる遺伝子と、老化を減速させる遺伝子の拮抗作用などもあり得るのではないでしょうか。

誰もその存在を知らないだけで、老化を治療する遺伝子、寿命を延長する遺伝子があるのではないか。こうして、人類は長寿遺伝子を探し求めることになるのです。人気漫画「ワンピース」の大海賊時代みたいですね。「長寿遺伝子は、ある!!」本章では、数十年にも及ぶ遺伝学者達の興奮と熱狂の世界を追体験してみましょう。

線虫 C. elegans という共通基盤

物事の本質を掴むには、その構成要素ごとに細分化して、一つずつ詳細に検証することが王道です。それ故、個体老化の説明のために、細胞に注目したのは当然の流れでした。細胞とは生命個体を構成する基本単位なのですから。こうして、細胞分裂の回数を寿命と捉えて、細胞レベルでの老化研究は進みました。しかしながら、実際の人間の身体では脳神経細胞や筋肉細胞など、ほとんど細胞分裂をしない細胞も存在します。細胞老化の研究だけでは、個体老化の説明が不可能なのは明らかでした。

こうして、研究者たちの関心は、細胞老化から個体老化に移行してゆきます。まさか人間に対していきなり実験を行うわけにはいきませんから、もっと簡便で、各種の実験がしやすい生物種が模索されます。他の生物種である程度の仮説検証をしてから、人間という種でも検証をしようとなります。

細胞老化の研究における共通基盤がＷＩ－38細胞であったように、個体老化の研究でも共通基盤が必要でした。これを整備したのが、英国ケンブリッジにある医学研究会議（ＭＲＣ）分子生物学研究所のシドニー・ブレンナー博士でした。C. elegans（シーエレガンス）と呼ばれる、体長１㎜程度の土壌の中にいる線虫モデルです。

長寿ミュータントを探せ!!

1974年、遺伝学の夜明けとも言える〝事件〟が起こります。ブレンナー博士による「線虫の遺伝学」に関する論文の公表です。線虫に対して遺伝子操作を行い、300種類の突然変異体、ミュータントを人工的に作成しました。うち、77種類で行動異常が観察されたことを、再現性をもって証明したのです。

遺伝子レベルで何かしらの介入をすれば、個体の状態が変わった。ならば、特定の遺伝子操作により、やはり寿命は延びるのではないか。偶然でもなんでもいい。とにかく、寿命が延びている突然変異体「長寿ミュータント」を見つけよう。そして、その長寿ミュータントに起こっている遺伝子変異を突き止めれば、思いのままに寿命を操作できるのではないだろうか。

世界が色めき立つには十分過ぎる理由でした。

「老化を抑制する遺伝子は何か。寿命を延長する遺伝子は何か」

長寿ミュータント、争奪戦が始まります。

世界最初の長寿ミュータント

ブレンナー博士の論文発表を契機に、「寿命遺伝子は存在する」という世界観が急速に広がりました。しかしながら、次のブレイクスルーである「長寿ミュータントの発見」までに、人類は10年以上もの歳月を要しました。

言葉にすると簡単ですが、実際には気の遠くなるような作業です。線虫のあるグループに対して特定の遺伝子操作を加え、その結果、寿命がどう変化をするかを観察し続ける。そうして、シラミ潰しに、次のグループでは別の遺伝子操作を繰り返していく。空振り。また、空振り。偶然の要素も多分に含まれ、根気のいる泥臭い作業です。途中で離脱する研究者もいたことでしょう。「寿命ミュータント」の発見という宝探しに10年以上も情熱を傾け続けることは並大抵のことではありません。

転機は1988年に訪れます。コロラド大学のトム・ジョンソン博士による、世界初の長寿ミュータント発見です。通常の線虫の平均寿命が20日であるのに対し、この長寿ミュータントの平均寿命は35日と、70％も寿命が延びました。人類にとって念願であった、この長寿ミュータントは「ａｇｅ－１（エイジワン）」と名づけられます。Ａｇｉｎｇに由来する、第1号という意味でしょうか。表現から、研究者の熱い想いが伝わってきます。

この「ａｇｅ－１（エイジワン）」には、どんな遺伝子変異が起こっているのだろうか。対応する遺伝子ａｇｅ－１の正体は何で、その遺伝子から作られる物質ＡＧＥ－１は生体内でどのような機能を果たしているのだろうか。当時は、誰もそれを知りません。それでも、人類の歴史において、大いなる一歩であることは間違いのない事実でした。

世界最初の寿命遺伝子

この謎を解き明かしたのが、ハーバード大学の大学病院であるマサチューセッツ総合病院（MGH）のギャリー・ラフカン博士たちでした。age－1遺伝子の染色体上での位置を正確に特定し、その正体を突き止めました。専門的には、遺伝子のクローニングと言います。そして、そのage－1遺伝子から作られるタンパク質AGE－1が、ヒトやマウスなどの哺乳類でリン酸化反応を行う「PI3K」と呼ばれる酵素に相当することを突き止めます。どうやら、「リン酸化」が生命個体の寿命に関係しているようだという仮説が成り立ちます。

ここまでの話をおさらいしてみましょう。

	生体内の物質	対応する遺伝子	その遺伝子が欠損すると
線虫	AGE－1	age－1遺伝子	長寿化！（事実）
人間	PI3K	pi3k遺伝子	長寿化？（仮説）

という構図が成り立ちます。

第1章のウェルナー症候群の具体例から問題提起した仮説が、ここで一つの結論を得ます。遺伝子異常で老化が加速する病気が存在するなら、遺伝子変異によって老化を減速させることも可能なのではないだろうか。答えは、Ｙｅｓ。

人間という生物種での証明には、その寿命の長さからもう少し時間を要しますが、寿命が数週間である線虫モデルでは再現性をもった事実と認識されています。遺伝学が無ければ、人類が到達できなかった境地であることは間違いありません。

欠損ではなく活性化!!

Ａｇｉｎｇをオマージュして名づけられたａｇｅ－１遺伝子。世紀の大発見でしたが、これには一つ問題がありました。実験目的に線虫の遺伝子を欠損させることは致し方ありませんが、まさか生身の人間に対して遺伝子を〝欠損〟させるわけにはいきません。最終的には、人間に対する老化治療効果、寿命延長効果が欲しいのです。そうであるならば、それに対する刺激〝活性化〟によって長寿化する寿命遺伝子、「長寿遺伝子」が求められます。

これに応えたのが、マサチューセッツ工科大学（ＭＩＴ）のレオナルド・ガーランテ博士でした。線虫とは異なる生物モデル、酵母を用いて、膨大な数の仮説検証をやってのけました。

酵母とは単細胞生物であり、文字どおりたった一つの細胞からなる生命体です。線虫が単純な生物種とは言え１０００個近くの細胞から成り立つのと比較すると、そのシンプルさは特筆すべきです。線虫同様に、人間よりも圧倒的に寿命が短く、人間の代わりに仮説検証を行うにはうってつけです。遺伝子操作がしやすいことも特徴の一つです。

この生物モデルを活用して、ガーランテ博士はｓｉｒ１～４遺伝子を発見します。中でも特に、ｓｉｒ２（サーツー）遺伝子が特筆すべき内容です。ｓｉｒ２遺伝子の欠損で50％、ｓｉｒ３遺伝子、ｓｉｒ４遺伝子の欠損で寿命は30％程、短くなります（以下の左図）。その一方で、ｓｉｒ２遺伝子の活性化で、寿命が20％延長することが確認されました（下図）。

他の生物種ではどうだろうか。酵母は単細胞生物だが、線虫などの多細胞生物でも同様だろうか。また、マウスや人間などの哺乳類ではどうだろうか。検証が続きます。果たして、線虫にもｓｉｒ２遺伝子の存在が同定されることとなりました。面白いのは、線虫に存在するｓｉｒ２遺伝子が１～４まで４種類も存在することです。これらは、ｓｉｒ２・１～ｓｉｒ２・４遺伝子と表記され、最も代表的なものがｓｉｒ２・１遺伝子とされています。この活性化により、線虫でも寿命延長効果が確認されました。そして、最も古典的な生物モデルであるショウジョウバエ

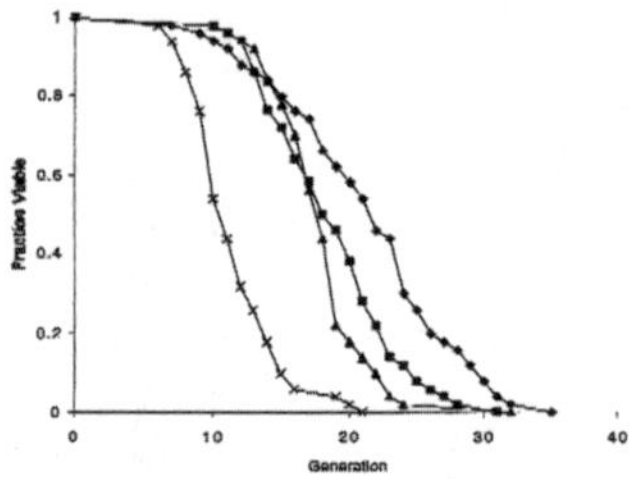

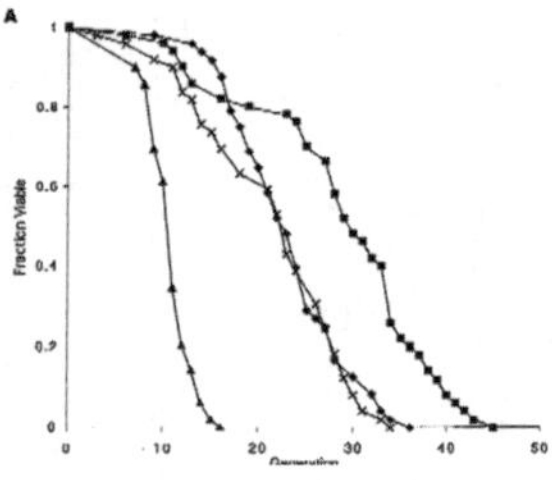

でも同様でした。

いよいよ、哺乳類での検証です。マウスではどうか。哺乳類ではｓｉｒ２遺伝子に相当するのがｓｉｒｔ１（サートワン）遺伝子と同定されています。これで寿命延長効果が得られたならば、人間でも同様の効果が期待できるはず。

しかしながら、期待は裏切られることになります。ｓｉｒｔ１遺伝子の活性により、マウスは健康体にこそなったものの、寿命延長効果は認められませんでした。マウスで結果を伴わないものが、どうして人間にだけ都合良く有効となるでしょうか。その可能性は低く、長寿遺伝子の探究は振り出しに戻ったかのようです。

	生体内の物質	対応する遺伝子	遺伝子の活性化により
酵母	SIR2	sir2遺伝子	長寿化！（事実）
線虫	SIR2	sir2遺伝子	長寿化！（事実）
ハエ	SIR2	sir2遺伝子	長寿化！（事実）
マウス	SIRT1	sirt1遺伝子	長寿化せず！（事実）
人間	SIRT1	sirt1遺伝子	長寿化せず？（仮説）

サーチュイン遺伝子こそが長寿遺伝子

この状況を一変させたのが、ワシントン大学の今井眞一郎博士でした。数々の検証を重ね、脳にだけｓｉｒｔ１遺伝子を過剰発現させたマウス、通称「ブラストマウス」を生み出します。このブラストマウスで、明らかな寿命延長効果が認められたのです。

生体内の物質	対応する遺伝子	遺伝子の活性化により
酵母	SIR2	ｓｉｒ2遺伝子	長寿化！（事実）
線虫	SIR2	ｓｉｒ2遺伝子	長寿化！（事実）
ハエ	SIR2	ｓｉｒ2遺伝子	長寿化！（事実）
マウス	SIRT1	ｓｉｒｔ1遺伝子	脳特異的で長寿化！（事実）
人間	SIRT1	ｓｉｒｔ1遺伝子	条件付きで長寿化？（仮説）

いよいよ人間での検証です。ｓｉｒ２遺伝子に相当するｓｉｒｔ１遺伝子の他にも、６種類の類型が確認されています。それらをｓｉｒｔ１～７遺伝子と呼び、総称してSirtuin（サーチュイン）遺伝子の名前がついています。活性化により寿命が延びる遺伝子、長寿遺伝子は本当に実在したのです。「長寿遺伝子は、あった!!」

本当に健康寿命が延びるとしたら夢のようです。現時点では人間という種での寿命延長効果こそ証明しきれていませんが、少なくとも、老化を治療し、健康状態を改善するという複数の報告が得られています。

戦略の勝利

本章ではここまで「遺伝学が切り開いた新世界」を追いかけてきました。事実、遺伝学が無ければ「老化の本質」はまだまだ圧倒的に未知のものだったことでしょう。すると遺伝学とは、他の学問と比べて、いったい何がそんなに特殊だったのでしょうか。

歴史的にみて、１９７０〜１９８０年代は特に「遺伝学の時代」でした。他の学問が、運動量がどう、食事量がどう、酸化ストレスがどう、と部分ごとの研究成果に終始したのに対し、遺伝学は「学問の在り方」が一変するような、epoch-making（画期的）な研究成果を提示しました。

これには、ある秘密が隠されていました。ミュータント争奪戦において、「老化ミュータント」ではなく「寿命ミュータント」を探し求めたことです。戦略の勝利に他なりません。

詳しく見ていきましょう。「老化」を追求すると、他の学問同様に、運動量がどう、食事量がどう、酸化ストレスがどう、など、複数の要因が複雑に絡まり合ってきます。そうではなく「寿命」を追求した場合には、目標設定がシンプルです。

寿命が延びたか、延びなかったか。話はそれだけだ。

簡単なようで、この発想の転換が特別に難しい。まるでコロンブスの卵のようです。世界中が「老化」に注力している中で、どうして自分だけが「寿命」と似て非なるものに焦点を当てることができるのか。この戦略の一大転換はもっと声を大にして語られるべきだと思います。

遺伝学では「大局観をもって、まずは全体像の把握に注力した」とも言えます。本章の前半で述べた、「物事の本質を掴むためには、構成要素ごとに細分化し、詳細を検証するのが王道」とは対照的です。

結果として、本編で紹介した以外にも、多くの寿命遺伝子の発見に繋がりました。そして、その寿命遺伝子の発見以降は、各項目に細分化して、詳細を検証する学問の出番です。生化学や分子生物学、細胞生物学などの効力が遺憾なく発揮され、遺伝子に対応して創られる物質の生体内機能が判明していきます。

それぞれの学問には、それぞれの強さがあります。同時に限界も。例えば、遺伝学においては、他の生物種での結論が、人間という種でも当てはまるとは限らないという限界です。サーチュイン遺伝子の活性化によって人間の寿命が延びるかどうかの結論は、少なくともあと数十年の時間を要します。

目的に応じて使い分けてこそ、学問はその効力を最大限に発揮できます。一つの学問だけでは物事の本質には到達できません。当然、「老化の本質」に対しても。複数の学問を、目的に応じて、戦略的に使いこなして初めて、深淵に届くのだと思います。次章では、遺伝子を取り巻く環境、エピゲノムの観点から「老化の本質」を深掘りしようと思います。

ろう。三人どころか数十人が集まります。そして文殊の知恵。ある同級生が喝破します。

「みんな、木を見て森を見ずになっているよ!!」

まさに、目からうろこ。「PI3K」や「ATP」などの呪文のような単語を、正確に、完璧に理解しようとエネルギーを割き過ぎて、全体像の把握がおざなりになっていたのです。大きな文脈、物語性を掴むことで、思考の整理も追い付きます。細々とした詳細は、後から理解を深めていけば良かったのです。英雄の出現により、私たちは平穏を手にすることができました。

以降、ことあるごとにその同級生の金言を思い出します。学問に取り組む際には、必ず、「木を見て、林を見て、森を見る」ことを意識しています。例えば、新分野の見識を得たい場合。本屋ではとりあえず、目的別に３種類を購入します。１冊目は、全体像である森を掴むために。マンガでも構いません。2冊目は多少の議論ができるようになるために。３冊目は、深掘りして調べるために。一本一本の木の詳細な描出に当たります。辞書よりももう少し柔らかいと最高です。中でも、１冊目の書籍の購入は、圧倒的に費用対効果が高いです。学習効率が高まり、時間も労力も温存でき、トータルでみると経済的にも合理的です。

それにつけても。本編の中で述べた、遺伝学と、他の学問を必要に応じて使い分け、相互に行き来する。言葉では単純な表現になりますが、本当に人類社会を背負った文脈で同じことができるのだろうか。ついつい、過度な高揚感や、実際の実務、などで、本質を見失ってしまいそうな気がします。こういうのを、きっと岡目八目と言うのでしょうね。

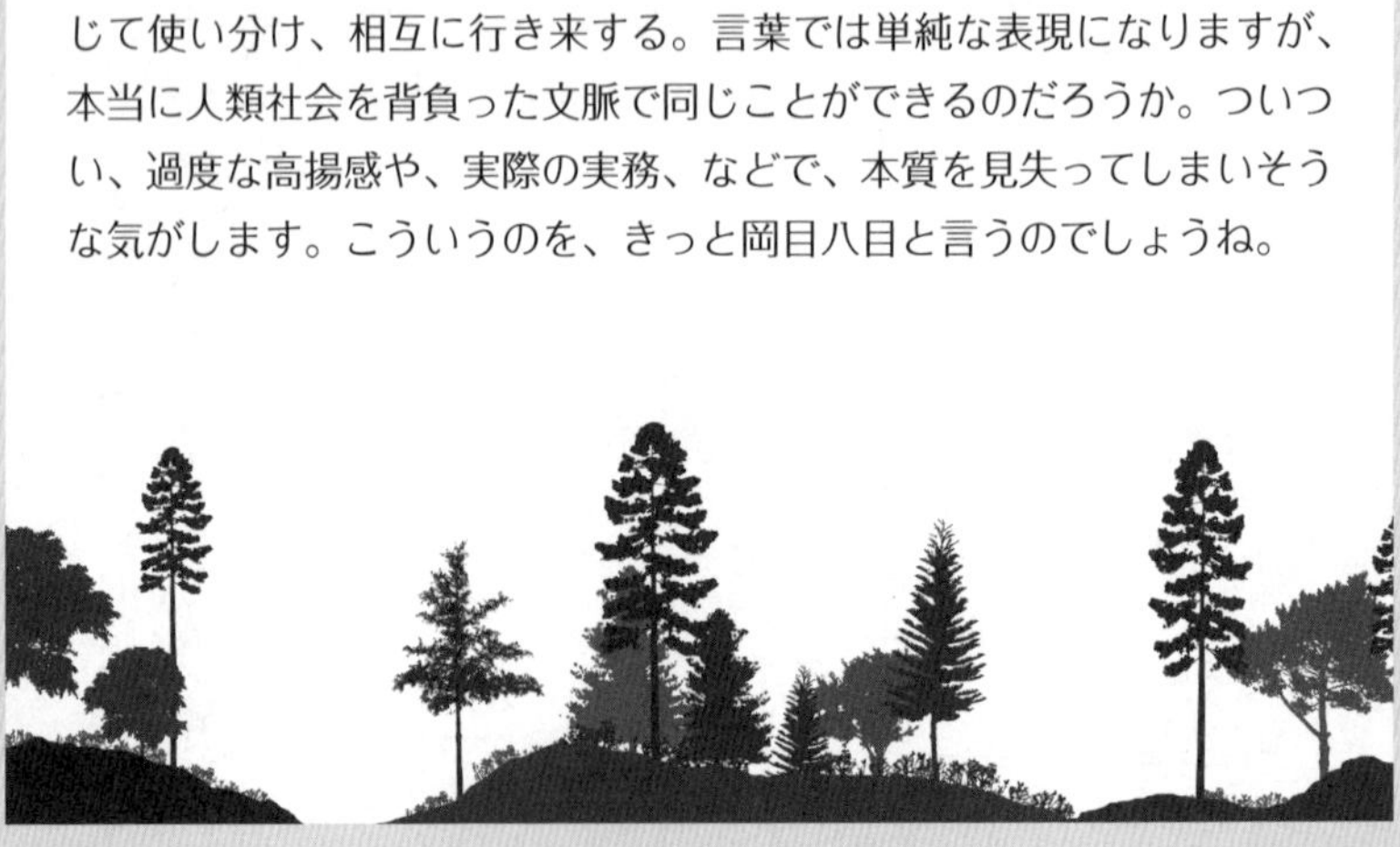

コラム 木を見て森を見る大切さ

医学生の学生生活は何かと忙しい。毎週のように学科試験があり、講義に実習に追われる毎日です。部活やアルバイトでもしようものなら、他の時間はなかなか確保できません。いかに要領よく学業をこなすかも医学生にとっては必須の資質です。

さて、そんな医学生にとって、鬼門とでもいうべき学問があります。その一つが「生化学」という学問です。本章でも登場する「PI3K」や、後に登場する「ATP」、「AMPK」など、とにかく単語が分かりません。古代ギリシャ文字などを解読するかのようで頭が痛くなったものです。

東京大学ではM0の時期、大学2年生の秋の頃合いに履修します。カリキュラムが特殊で、最初の2年間は教養学部に所属しますから、C1、C2と呼ばれます。その後、医学部に進学するとM1、M2、M3、M4と表されるのは東京大学ならではのことです。M0とは教養学部から医学部への過渡期。所属は教養学部でありながら、履修内容は医学部という状況を意味します。

キャンパスも教養学部のある駒場キャンパスから、医学部のある本郷キャンパスに移動します。教養学部のうちは全く面識がない同級生同士が初めて顔合わせをする場所、それが本郷キャンパスなのです。「生化学」の講義は、同級生が仲良くなりたての、比較的早期に行われるわけです。ちょうど、東京大学のシンボルである銀杏がキャンパス構内を賑わしている頃。

一同に会した同級生たちが、互いに切磋琢磨します。進級がかかっていますから、必死です。せっかく仲良くなったのに、自分だけ脱落するのは嫌だ。何より、同級生に「バカ」だと思われたくない。でも、目の前の敵「生化学」はあまりに強すぎる。いかにして攻略したら良いのだ

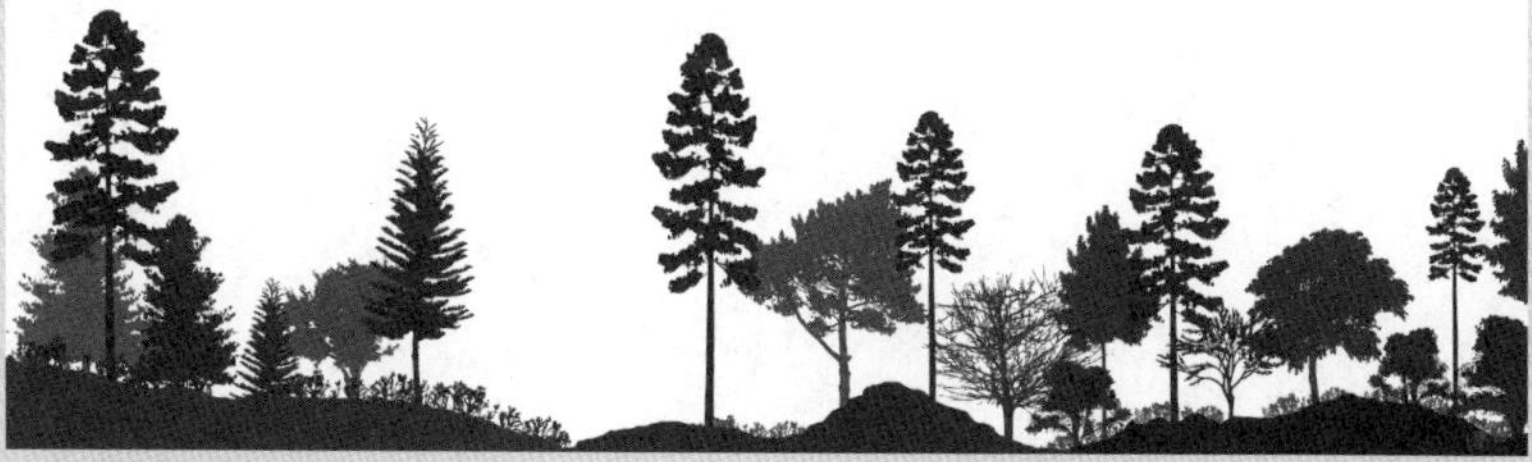

第5章
エピゲノムから読み解く「老化の本質」

第４章では、サーチュイン遺伝子と呼ばれる
長寿遺伝子の存在について触れました。
「遺伝学が切り開いた新世界」の冒険は
まだまだ続きます。
このサーチュイン遺伝子から作られる物質は
生体内で何をしているのでしょうか。
この答えが、「遺伝情報のメンテナンス」であり、
「DNAのクリーニング」なのです。
なんだか、遺伝子やDNAには
汚れが蓄積していくことが大前提となっていそうです。

サーチュイン遺伝子は何をしている?

第1章では、加齢と老化の違いを述べました。そして、その計測が暦年齢と生物学的年齢であることも。この生物学的年齢を、より実態を反映する形で計測する方法として、遺伝子やＤＮＡの汚れ具合の測定が検証されています。これが『エピジェネティック・クロック』と呼ばれるものです。

一つの生命個体が持つ全遺伝情報＝ゲノムです。すると、エピゲノムとは、恐らくゲノムに関係する何かなのでしょう。実は、「遺伝子を取りまく周辺環境」のことを意味します。遺伝子レベルでみる老化とは、遺伝子の老化なのでしょうか。それともゲノムの老化なのでしょうか。はたまた、エピゲノムの老化なのでしょうか。

『エピジェネティック・クロック』の表現が取り沙汰されるということは、どうやら、第4章の主役であった遺伝学だけでは『老化の本質』を読み解けていないのかもしれません。続く本章では、ゲノム／染色体／ＤＮＡ／遺伝子といった用語を整理すると共に、その対になる概念「エピゲノム」から「老化の本質」に迫ってみましょう。

ゲノム／染色体／ＤＮＡ／遺伝子

まず、用語を整理してみましょう。エピゲノム（epigenome）のエピ（epi）とは「上の、外の」という意味であり、「中心ではないけれども関連のある」というニュアンスを含みます。エピソードやエピローグなどでもお馴染みの表現で、今回のエピゲノムでは「ゲノムに対して付加された」という意味合いです。エピゲノムについて知るためには、まずゲノム（genome）について理解を深めなければならないようです。

本段落では、ゲノムや染色体、ＤＮＡ、遺伝子という単語が意味するものを詳細に丸暗記するのではなく、それらは全体としてゲノム（genome）に近い概念であって、後述のエピゲノム（epigenome）という概念とは対になるものであることが伝われば十分です。

改めて。ゲノムとは「一つの生命個体が持つ全遺伝情報」と定義されています。仮に、歴史上の偉人の人生を23冊の書籍にまとめる作業を想定しましょう。すると、ゲノムとは○○全集、××大全のような表現に相当します。1冊1冊が染色体に相当します。23冊の本全部で○○大全、××全集と呼ばれるように、23対の染色体を全て合わせたものがゲノムと呼ばれます。そして、ＤＮＡとは1冊1冊に記載された全ての文字列に相当します。そのうち、意味のある文字情報のことを遺伝子と呼んでいるわけです。実は、この遺伝子の中でも〝意味のある部分〟はゲノム情報、全ＤＮＡ情報の２％未満にしか過ぎないのですが。

階層性を伝えるために、もう一つの例えを。「○○駅前再開発プロジェクトの全て」というざっくりした内容をゲノムとするならば。そのプロジェクト内で新築されるタワーマンション23棟が、それぞれ23対の染色体に相当します。そして、そのタワーマンション内部の全スペースがDNAになります。一般市場に分譲マンションとして売りだされる物件部分が遺伝子に相当します。その割合が2％未満とは到底思えませんが。

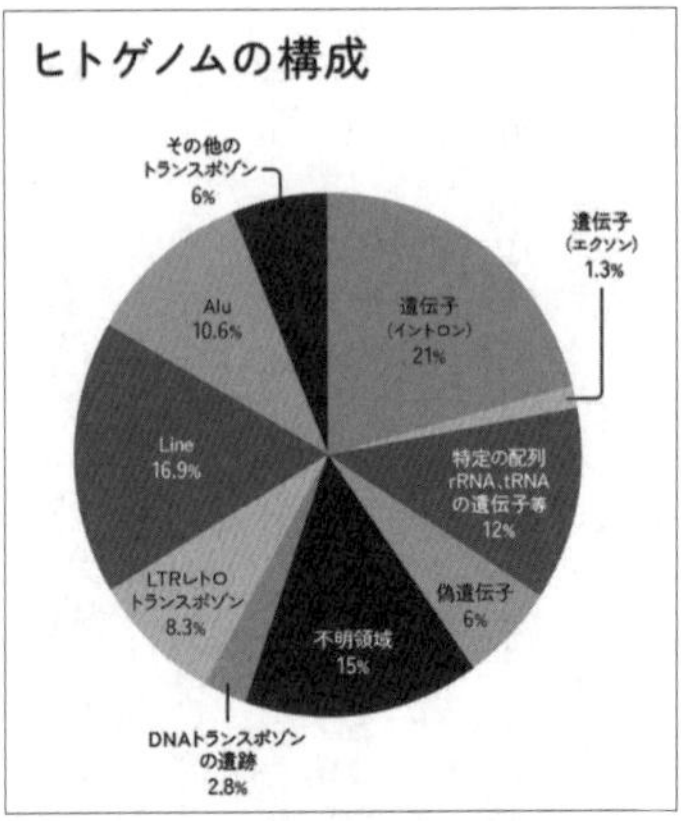

ゲノム	XX大全、XX全集など、全ての情報を意味する
染色体	23冊構成のうちの、1冊1冊に対応
DNA	1冊1冊に記載されている全ての文字情報（4種類の配列の繰り返し）
遺伝子	文字情報の中で意味のある部分

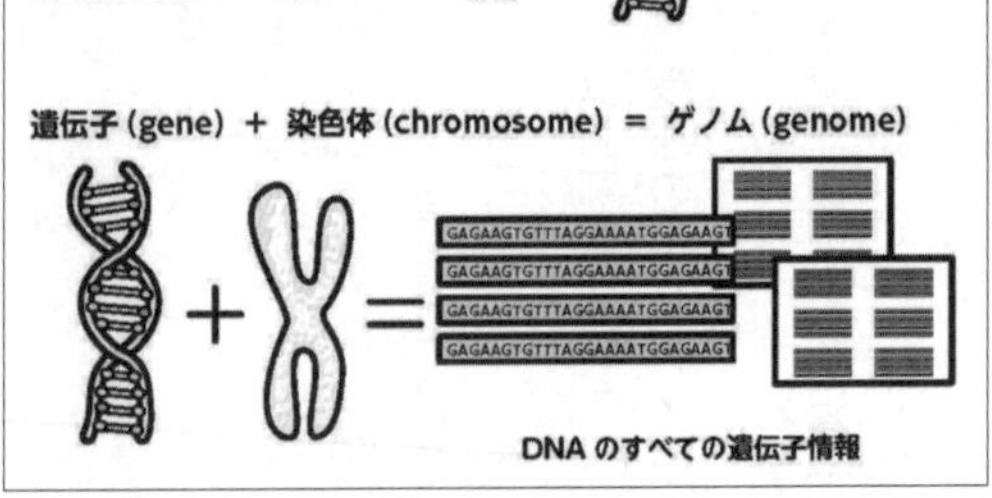
細胞の核
染色体
DNA
DNA の特定の部分が遺伝子です！

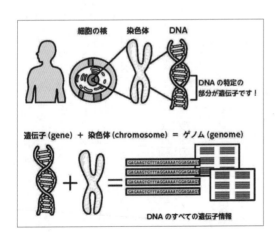

読者の方が手にする新築マンションのチラシには、「○○駅前再開発!!」などのゲノムの階層の情報もあれば、「駅徒歩×分の好立地」などの染色体の階層の情報、「角部屋、南向き、2LDK」などの遺伝子の階層の情報が混ざっています。分譲マンションの中には物件部分以外にスーパーやコンビニなどが存在することが、DNAの中には遺伝子以外の部分が含まれていることに相当します。

物件情報にはこのような階層の情報が混在しています。同じと言えば同じですが、違うといえば違います。同様に、ゲノム・染色体・DNA・遺伝子という用語も、ざっくり大枠を伝える場合には同じ扱いで良いのですが、詳細を正確に伝えるためには使い分ける必要があります。今回の例で、少しでも自然科学の表現を身近に感じていただけたらと思います。

話を元に戻します。どうやら、ゲノムの構成要素はDNAであるようです。二本の鎖が捻じれて絡まり合った、二重らせん構造を取ることがよく知られています。そして、このDNAはたった4つのアミノ酸によって構成されます。A（アデニン）、C（シトシン）、G（グアニン）、T（チミン）が、どのような順番で配列されるかが全てです。二重らせん構造においては、片方の鎖がAであれば、もう片方の鎖では必ずTとなります。片方の鎖がCであれば、もう片方の鎖では必ずGが対応します。AとC、AとG、CとT、GとT、がそれぞれペアになることはあり得ません。

DNAとはこの4種類の配列に過ぎませんが、そのうちの遺伝子と呼ばれる領域の上流には、特定の刺激に対応する領域が存在していて、そこに化学変化が生じてスイッチが入ると、下流にある遺伝子領域では、DNA二重らせん構造が解れます。そうして一重鎖の部分が露わになり、この領域のDNA情報がコピー機のような仕組みで読みとられ、対応するRNAが作られます。ここでも4種類のアミノ酸に対応するペアがそれぞれ決まっています。DNAが版画や魚拓の原本だとすれば、RNAは原本から得られる別刷り冊子のようなものです。そして、RNAはDNAよりも自由に移動することができ、23対の染色体がある核内から飛び出し、細胞質にあるリボソームという細胞内小器官に到達します。そこで、RNAの情報を元に、元々のDNAに対応したタンパク質が作られるという仕組みです。専門的にはそれぞれ、転写(DNAからRNA作成)・翻訳(RNAからタンパク質合成)と呼ばれる過程です。

結果、DNAの遺伝情報をもとに、各種タンパク質が生成されて、細胞や細胞外基質などが構成されています。DNAとは私たちの身体の設計図なのです。プログラミングにおいて0と1の情報だけで記載できる二進法が有名です。DNA情報は4進法とまでは言いませんが、たった4つの構成要素の配列だけで、一つの生命個体の全遺伝情報が決められているのは本当に凄い仕組みだと感じます。

ここで、一点注意をしておきます。遺伝子とはDNAのなかで「意味のある領域の部分」と表現しましたが、「意味のある」とは、この転写・翻訳のことを意味します。要は、対応するタンパク質が作られるDNA領域のことを遺伝子と呼ぶわけです。当然、DNAのなかには、対応するタンパク質が作られない領域も存在します。第2章で取り上げたテロメアもその一部です。

テロメアとは、染色体の末端、DNAの末端に存在する、TTAGGGという配列の繰り返しでしたね。間違いなくDNAの一部ですが、テロメアから対応するタンパク質が作られているわけではありません。テロメアとは、生命個体にとって遺伝情報を守るという極めて重要な役割を果たしていますが、タンパク質生成の設計図という観点では意味を持っていないのです。

地獄の番犬に首輪をせよ

このDNA→RNA→タンパク質の一連の流れは、古典的には「セントラルドグマ」と呼ばれていました。日本語訳すると「中心教義」と表現される程に、絶対的に正しく、揺るぎない世界観として信じ込まれていました。しかしながら、いつの世も常識は変わります。この「医学の常識」もまた。現在では全く逆、RNA→DNAという、セントラルドグマと真逆の方向に情報が伝達されることも知られています。この仕組みを「逆転写」と呼び、これを補助する酵素は「逆転写酵素」と呼ばれています。

この逆転写の仕組みを活用して、レトロウイルスと呼ばれる類のウイルスは、人間という種の

ＤＮＡの中に自分自身のＲＮＡを埋め込みます。代表的な例としては、ヒト免疫不全ウイルス、ＨＩＶウイルス。このウイルスに感染すると、結果的にエイズを発症することが知られています。

　ＤＮＡの中に「逆転写」の仕組みで情報を埋め込むのは、何も外来由来の遺伝情報とは限りません。なんと、自分自身の遺伝情報を埋め込むこともあり得るのです。

　ＤＮＡには遺伝子〝以外〟の領域があると説明しました。この領域の約半分が、なんとゲノム（全ＤＮＡ情報）の内部で引っ越しをすることが知られています。この動く遺伝因子のことを、転移＝トランスポジション（transposition）からとって転移因子＝トランスポゾン（transposon）と呼びます。

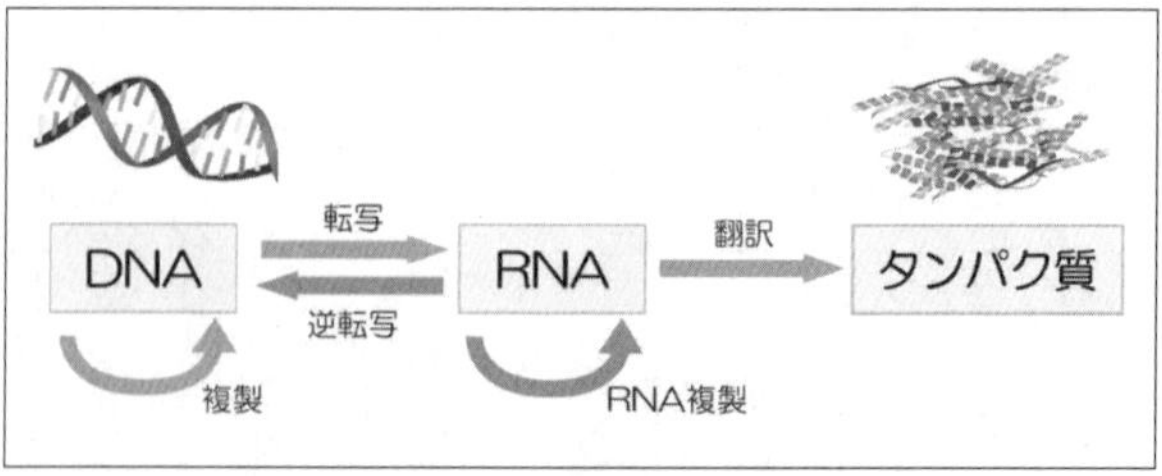

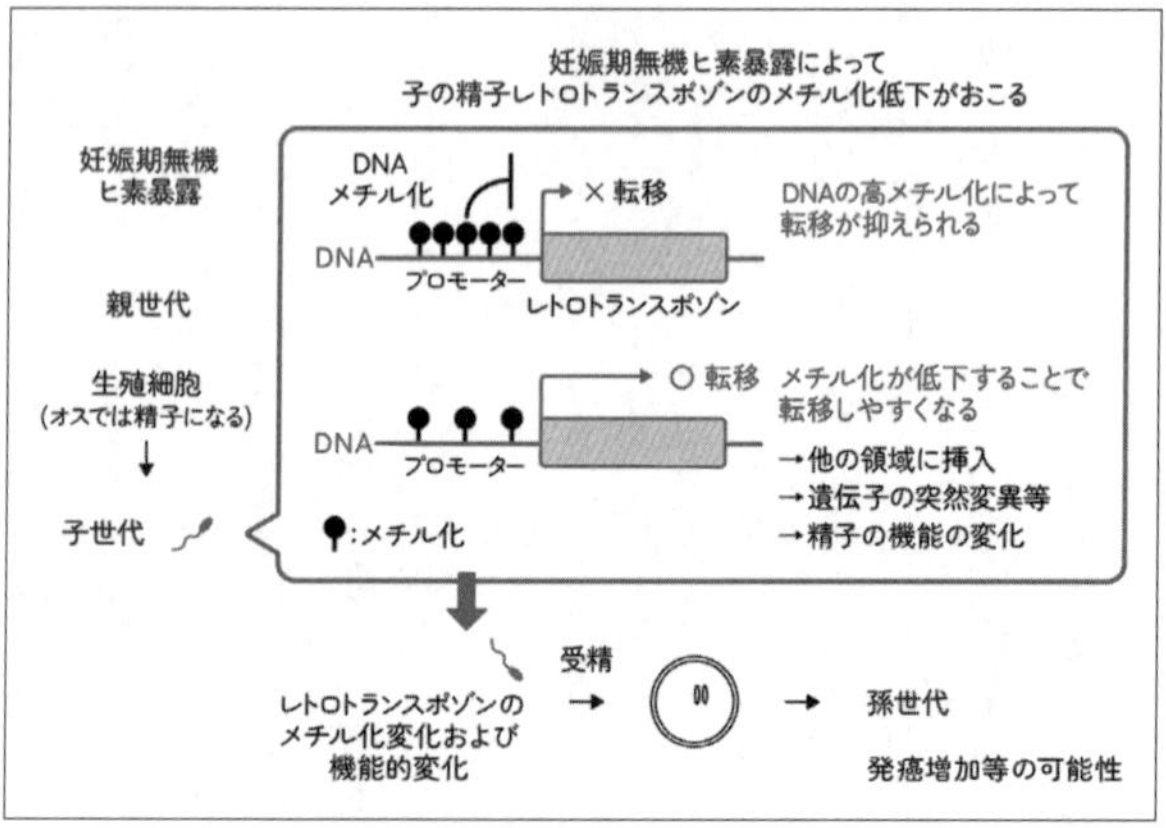

転移の仕方は2種類あり、DNA断片がそのまま移動するDNAトランスポゾンと、RNAを介した転写・逆転写によって移動するレトロトランスポゾンに分類されます。人間という種ではDNAトランスポゾンは領域として存在するものの、実際に移動を担う酵素は強力に抑制されています。実際に問題になるのは、逆転写酵素を活用して移動する、レトロトランスポゾンの方です。このレトロ（retro）とは「逆」という意味で、まさに「逆転写」を意味しています。

レトロトランスポゾンの入り込む先が、〝意味のある情報〟を持つ遺伝子領域であった場合にはどうなるのでしょうか。当然、その部分のDNA情報は適切に転写・翻訳されず、適切なタンパク質を作ることができません。結果として、様々な疾患を発症することが知られています。がん患者の53％にレトロトランスポゾンの遺伝子領域への転移が確認されているとの報告もあります。

こうしてみると、転移因子トランスポゾンの存在は地獄の番犬のようです。転移した先が偶然、遺伝子以外の領域ならば問題はありません。しかし、偶然にも遺伝子の領域ならば、疾患を発症する。それこそ、がん抑制遺伝子として知られるp53遺伝子やrb遺伝子などの機能を失う可能性もあり得るのです。そんな危険な代物には首輪を付けておかなくてはなりません。この首輪をつける機能こそが、生体内では「DNAのメチル化」に相当するわけです。より正確に表現するならば、トランスポゾンが転移するためのトリガーとなる領域を不活性化させるための「DNAメチル化」です。

このような、ゲノム、DNAに対して後天的に付加された情報の総体を、エピゲノムと呼びます。

エピゲノムとは何か

エピゲノム（Epigenome）のエピ（ｅｐｉ）とは「中心ではないけれども関連のある」という意味合いだと説明しました。ゲノムの定義は「一つの生命個体が持つ遺伝情報の総体」であることから、エピゲノムとは「ゲノムに対して後天的に付加された情報の総体」を意味するものだと伝わります。

一言で言えば、エピゲノムとは、それぞれの遺伝情報のスイッチのオン／オフ情報の集まりです。音楽に例えてみると、ゲノムに相当する楽譜は全くの同一です。しかしながら、ピアニストによって、その曲の弾き方、表現、与える印象は千差万別です。この弾き方が、遺伝情報のスイッチのオン／オフに相当します。

ゲノム　　楽譜そのもの　　遺伝情報そのもの
エピゲノム　楽譜の弾き方　　遺伝情報に対するスイッチのオンオフ

そして、この遺伝情報のスイッチのオン／オフは、実際には、ＤＮＡに対するアクセサリーの付着で調整されています。専門用語では、ＤＮＡメチル修飾、ＤＮＡアセチル修飾、等と呼ばれています。前段落では、レトロトランスポゾンの発現を制御する仕組みとして機能していると説明しました。当然ながら、他領域、遺伝子領域に対しても、スイッチのオン／オフの機能を有しています。どの遺伝子が発現するかで、作られるタンパク質も異なります。遺伝子は細胞の設計図でもありますから、細胞一つ一つの性質の違いもエピゲノムに規定されていると言えるわけです。実際に、私たちの身体の中に存在する細胞は、有するゲノムは全くの同一です。同一個体なのですから。細胞ごとに異なるのは、ゲノムの中でどの遺伝子を発現させるかという、エピゲノムの違いに他ならないのです。

アサガオの話、三毛猫の話

身近な例を挙げます。小学生時代、理科の実験でアサガオを育てた記憶がありませんか。あのアサガオの紋様が千差万別なのも、実はエピゲノムの違いが理由です。

綺麗な紋様を求めて遺伝情報を調整した種子を二つ用意します。ゲノムは全くの同一であり、この二つの関係性はクローンと呼ばれるものです。そのうちの片方を自宅で、もう片方を別の場所で栽培したところ、紋様が全く異なるのが常です。ゲノムは同一なのに、表現型である紋様は異なる。そうであるならば、遺伝子レベルにおいてゲノム以外の何かが変わっているだろう。そう、エピゲノムが変化しているのです。これは環境要因によってエピゲノムが変化した実例です。

もう一つ、三毛猫の具体例を。家族同然に過ごしたペットの三毛猫が天寿を全うした際、生まれ変わりが欲しいという気持ちは、一定の理解が得られるでしょう。実際にそれを検証した事例があります。結果として、三毛猫の毛並みは全く異なり、家族同然のペットは戻りませんでした。実際の表現型はゲノムだけではなく、後天的にゲノムに付加された情報の総体、エピゲノムによる影響が極めて大きいものなのです。

エピゲノムのイメージが少しずつ掴めてきましたか。ゲノムをモデルとするならば、エピゲノムは化粧や洋服のスタイルのようなものです。同じモデルであっても、ある時はロック系、ある時はゴスロリ系、ある時はトラッド系、等のように、表現を変えるものです。

エピジェネティック・クロック

ここで一つ、思考実験をしてみましょう。20歳の私から作成するクローンと、80歳の私から作成するクローンを比較したいと思います。クローンとは定義上「同一のゲノムを有する個体群」を意味します。

すると、私自身のゲノムはいくつになっても変わりませんから、20歳からのクローンと80歳からのクローンは同一となります。しかしながら、その大元である20歳の私と80歳の私は大きく異なります。

この違いは何か。ゲノムが同一なのだから、異なるのはエピゲノムです。エピゲノムが変化することで、老化現象が説明できるのではないか。そうであるならば、エピゲノム、遺伝子に後天的に付加された情報の総体を調べることで、より実態を反映した生物学的年齢を計測できるのではないでしょうか。昨今、『エピジェネティック・クロック』という指標が持て囃されるようになった背景でもあります。

日常生活で遺伝子は汚れる

エピゲノムの変化が生物学的年齢、老化の程度を反映しているのだとすると、いったい何が私たちのエピゲノムを変化させているのでしょうか。実は、日常生活そのものです。私たちは生きているだけで、紫外線を浴び、タバコやアルコール、食品添加物の影響を受けています。これが、ＤＮＡに対して、メチル化（－Ｈの構造を－CH_3に変換）やアセチル化（－Ｈの構造を－ＣＨ－ＣＯＯＨに変換）と呼ばれるＤＮＡ修飾を受けています。

他にも、リン酸化やユビキチン化などがＤＮＡ修飾として知られていますが、一般的には、ＤＮＡに対して何かしらのアクセサリーが付着していくことと思っていただければ結構です。要するに、ＤＮＡに対して汚れが溜まっていくようなものです。すると、付着したアクセサリーによって、その部分の＋電荷や－電荷が、微妙に変化します。結果、ＤＮＡという鎖同士が、キュッと凝集したり、あるいはダランと解けたりするという仕組みです。

サーチュイン遺伝子の役割「ヒストン脱アセチル化」

特に、DNAはヒストンと呼ばれる、お菓子のマカロンのような形状のタンパク質に2周弱巻きついてコンパクトに収納されています。このヒストンがさらに8つ集まって基本構造を形成し、それがさらに集まってクロマチンと呼ばれる構造を取っています。

このヒストンタンパクに対してアセチル化が起こると、キュッと糸巻きに固く巻き付けられていたDNAがほつれます。まるで、ガマ財布の開閉部が「パチン」と開くように。

すると、新しくほつれた部分の情報がエラー情報として読み取られてしまうのです。本来ならば読み取られないはずの情報なのですが、その誤情報に基づいてエラータンパク質が生み出され、その集合体である細胞、生命個体も、エラーをきたすようになっていきます。これが、老化の始まりです。

この遺伝子レベルの〝老化〟、ゲノムに後天的に蓄積したエラー情報、汚れ、不要なアクセサリーを除去するには、どうしたらよいのでしょうか？　この答えが、第4章でも登場した、サーチュイン遺伝子（長寿遺伝子）の活性化に他なりません。

サーチュイン遺伝子は、酵母のｓｉｒ２遺伝子のホモログとして発見されました。線虫やショウジョウバエでもｓｉｒ２は同定され、ラットや人間などの哺乳類ではｓｉｒｔ１遺伝子がそれに相当します。もともと、このｓｉｒ２遺伝子は、Silent Information Regulator 2の頭文字から来ています。情報を沈静化する司令塔という意味です。文字どおり、遺伝子レベルでの情報の混乱を〝沈静化〟する主要な役割を果たしているわけです。

サーチュイン遺伝子から作られるタンパク質は、先述のヒストンに付着した特定の部分のアセチル基を除去します。専門的には『ヒストン脱アセチル化』と呼ばれている現象です。ガマ財布の開閉部が「パチン」と開いたのと、今度は逆です。「パチン」と閉じると、開口部は固く閉ざされています。同様に、ほつれて露わになっていたＤＮＡが瞬時にヒストンに巻きなおされ、本来の核クロマチン構造を形成します。この過程で、周囲のメチル化やアセチル化も一気に除去されます。遺伝子レベルでクリーニングをしていると言っても良いでしょう。

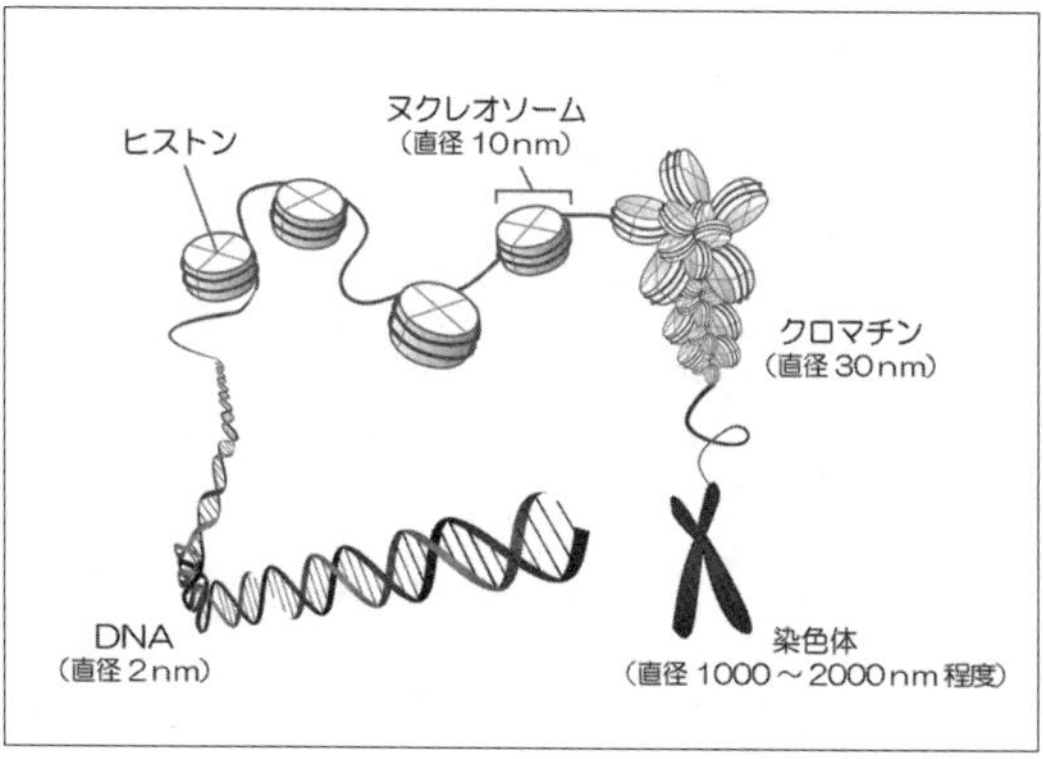

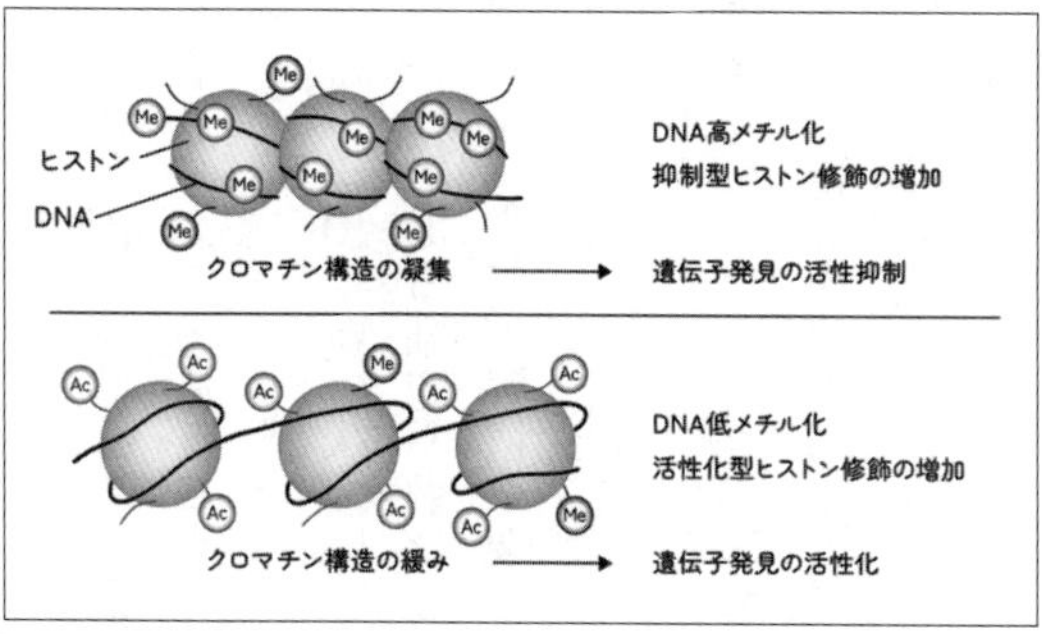

日常生活で遺伝子には様々なアクセサリーが付着していく。そして、体内にはそのアクセサリーを除去する仕組みがある。そうであるならば、この押し合いへし合いの状況を反映した、遺伝子レベルの状態、エピゲノムの状態を計測する生物学的年齢を設定できないだろうか。これがエピジェネティック・クロックという概念です。

もし仮に、エピゲノム、即ち、遺伝子に対して後天的に付加される情報が、10年前の状態にリセットされたならば。当然、そこから作り出されるタンパク質、その集合体である細胞や個体の状態も10年前の状態に戻るのではないでしょうか。食生活や睡眠、運動などの生活習慣を変え、各種の治療行為をした際に、エピゲノムの状態がどのように変化するのかを計測することには大きな意味があります。

サーチュイン遺伝子の重要性は注目される一方です。現在、哺乳類では七つのサーチュイン遺伝子（ｓｉｒｔ1～7）が確認されています。ｓｉｒｔ1と同じ形状を持つ部分を調べることで、他のｓｉｒｔ2～7も同定されました。しかしながら、その存在場所は各種各様で、ｓｉｒｔ1、6、7が細胞核に、ｓｉｒｔ3、4、5がミトコンドリア（ミトコ→345と語呂合わせで覚える）に、ｓｉｒｔ2が細胞質に局在することが知られています。一口にサーチュイン遺伝子と呼んでも、その存在場所、生体内での役割は異なるようです。まだまだ、私たちの知らない秘密が隠されていますね。

ＮＡＤワールド～二つの学術領域の交差点～

　こうして、世界中がサーチュイン遺伝子の活性化、ヒストン脱アセチル化の推進、エピジェネティック・クロックの巻き戻しを探究することになります。私たちが最も身近に、日常的に行うとすれば、それは断食です。16時間断食ダイエットがもてはやされましたが、第6章でも触れるオートファジーと並んで、サーチュイン遺伝子の活性化という観点からも根拠があるものです。

　とは言え、多くの方がもっと手軽にサーチュイン遺伝子を活性化できないかと考えることでしょう。こうして、サーチュインブースターが待望されることになります。その筆頭がＮＭＮ（エヌエムエヌ：Nicotinamide Mono Nucleotide　ニコチンアミドモノヌクレオチド）です。

　人間は40歳を過ぎると、生体内でＮＡＤ＋（ナッド：Nicotinamide Adenine Dinucleotide　ニコチンアミドアデニンジヌクレオチド）という物質が不足すると言われています。このＮＡＤ＋は、ミトコンドリアの活性化と、サーチュイン遺伝子の活性化が主機能と言われています。このＮＡＤ＋を生体内で補うことで、40歳以降に生じる身体の不具合を改善しようと考えるのは自然です。しかしながら、ＮＡＤ＋は化学的に不安定であるため、現実的にはその前段階の構造物、前駆体であるＮＭＮの補充しかできません。

　ところが、そのＮＭＮはブロッコリーや枝豆などの食品や、母乳にも含まれてはいるのですが、十分量を食事から摂取することは困難です。こうして、サプリメントとしてＮＭＮが普及していくことになります。2015年にNHK－BS1で報道されたこともあり、耳にされた方も多いのではないでしょうか。

このNMN／NAD+とサーチュイン遺伝子の関係性を世界で最初に解き明かしたのが、第4章でも触れたワシントン大学の今井眞一郎博士らです。NAD+ワールドという概念で、この世界観の説明をしています。最大のポイントは、遺伝子発現の制御システム（スイッチのオンオフの調整）と、生体内のエネルギー代謝システムという、全く異なる二つの制御システムが、実はサーチュイン遺伝子を介して密接に連動していたという部分です。言葉で言うと単純ですが、この意味合いは極めて大きいものです。二つの異なる学術領域の交差点を明示し、後に続く研究者たちの努力の方向性に示唆を与えたわけですから。

NAD+ワールドを詳しく見てみましょう。サーチュイン遺伝子によって作られるそれは、NAD+依存性に活動する脱アセチル化酵素です。つまり、NAD+がないと駆動しないわけです。そうであるならば、このNAD+を介して生体内の各組織は密接に情報を取り合っており、どこかにその司令塔が存在するのではないだろうか、という仮説が成り立ちます。まさにそのとおりで、今井眞一郎博士らは脳内の視床下部こそがその司令塔であることを突き止めます。続けて、内臓脂肪部分の脂肪細胞と、全身の骨格筋に重要な役割があることも。

第4章で触れたとおり、哺乳類であるマウスは全身でsirt1を活性化しても健康にこそなれ寿命は延びませんでした。しかしながら、脳特異的にsirt1を活性化させると寿命が延びました。これは、脳にある視床下部こそが、寿命延長の司令塔であることと矛盾しません。そして、脂肪組織や骨格筋がＮＡＤ＋を介して視床下部と情報をやり取りしていることを考えると、全身でのｓｉｒｔ１活性化は、調整役である脂肪組織から視床下部へ「十分にｓｉｒｔ１が活性化している」というブレーキの刺激を伝達しているとも解釈できるのかもしれません。もちろん、その際には、脂肪組織と骨格筋には十分なｓｉｒｔ１活性が得られており、老化治療としては十分に効果が得られている可能性が高いのですが。

これがＮＡＤ＋ワールドの概要です。筋トレや有酸素運動、断食などは全て、生体内のエネルギー代謝システムの領域であり、これらがサーチュイン遺伝子の活性化を介して、老化や寿命延長に密接に関係する可能性が提示されました。哺乳類においては、全身のサーチュイン遺伝子が活性化することにより、老化治療で健康に、視床下部に限局してのサーチュイン遺伝子の活性化により、寿命延長効果が得られるのかもしれません。

今井眞一郎博士たちはもう一つ、重要な指摘を

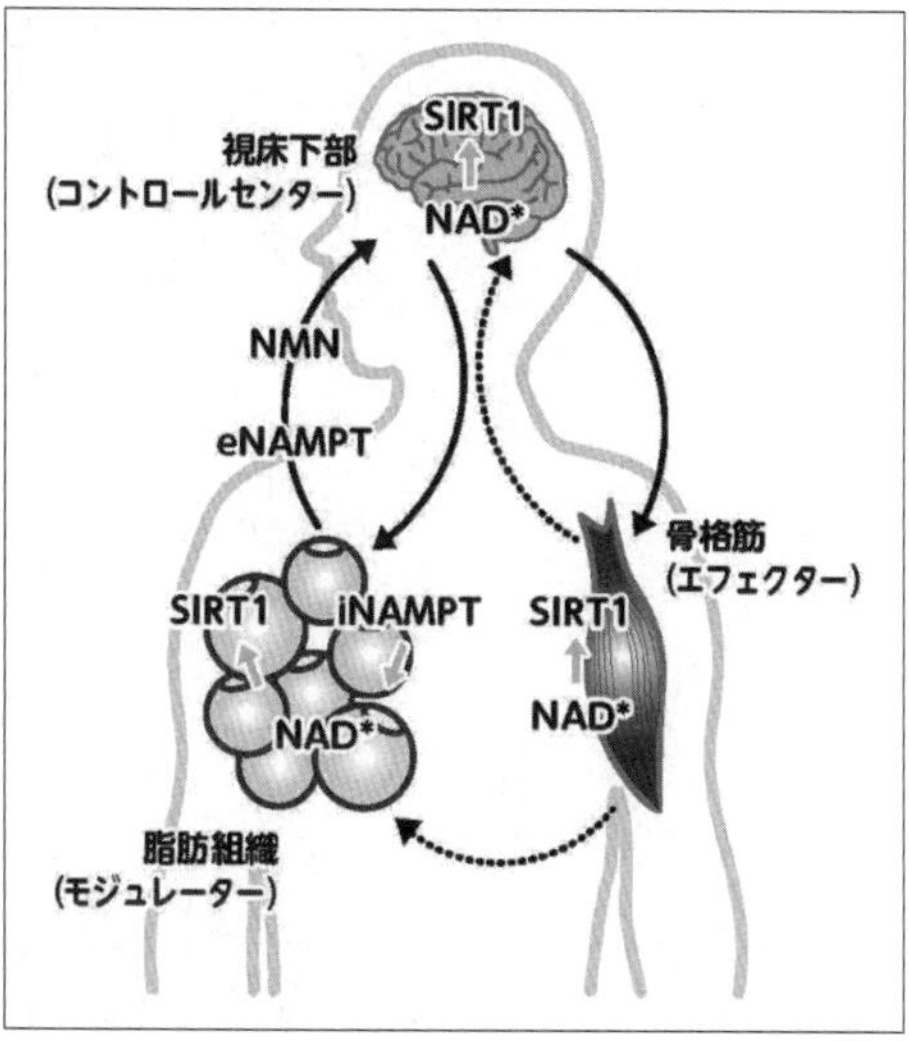

しています。サーチュイン遺伝子による寿命延長効果は、実は、細胞内小器官であるミトコンドリア機能を介しているかもしれないということです。事実、ｓｉｒｔ3、4、5は語呂合わせで「345」＝「ミトコ」と覚えたとおり、ミトコンドリアに局在しています。また、ｓｉｒｔ1は主に細胞の中の核で発現していながらも、その機能は障害を受けたミトコンドリアの修復・再生にも関与しています。ミトコンドリアについては、次の第6章で取り上げます。

どうやらＮＡＤ＋ワールドや、エピゲノム領域の説明だけでも、「老化の本質」に辿りつくのは難しそうです。知れば知るほどに、分からないことが出てくるのがサイエンスの醍醐味です。

コラム 人類の最前線の叡智はどこから？

本章で初めてNMNについて知った方は、なんと素晴らしい研究なのだろうかと感激されるのではないでしょうか。では、このような人類社会全体に恩恵をもたらす研究はどこから来るのでしょうか。実は、軍事技術からの応用であることが少なくありません。

そもそも、このNMNに関する研究はオバマ政権の下、NASAの為のプロジェクトでもあったそうです。宇宙空間とはある意味、戦場そのものです。人工衛星を介した情報通信は社会インフラとしても、軍事行動にとっても必要不可欠です。そのような宇宙空間に赴く宇宙飛行士の健康管理は何よりも重要です。

地上ではオゾン層に守られて紫外線の一部しか人間の身体に影響を与えませんが、宇宙空間では紫外線以上に強力な宇宙光線が容赦なく降り注ぎます。当然、DNAの損傷などは地上生活以上に激しく、このDNAの修復機能を求めてNMNが注目されたという背景もあります。

同様に、第12章で登場する幹細胞治療は、戦争を仮定して発達したとも言われています。最前線で負傷した兵士を48時間以内に再び最前線に戻すことができるならば、軍事作戦の立案が大きく変わってきます。医療が発展する背景には、このような文脈が存在するのもまた人類社会の事実です。

この章の最後に、私が好きなエピソードを紹介させてください。ある国で内戦があり、相手方の生命を奪うためにレーザー技術の開発が研究されていました。長い内戦の後、研究者たちが会社を創業します。「今度は人間の生命を救うためのレーザー機器をつくりたい」と。資本主義の荒波のなか、多くの困難を乗り越えて現存する唯一の会社がFotona社です。日本国内の医療機関でも採用されています。こういう物語を知っていると、単なる施術の提供が、人間の尊厳を掛けた一連のリレーのようにも感じられます。

学問も機器も技術も、目的に応じて使いこなしてこそ。それらを使いこなすためには「人間の本質」という基礎が何よりも必要なのです。

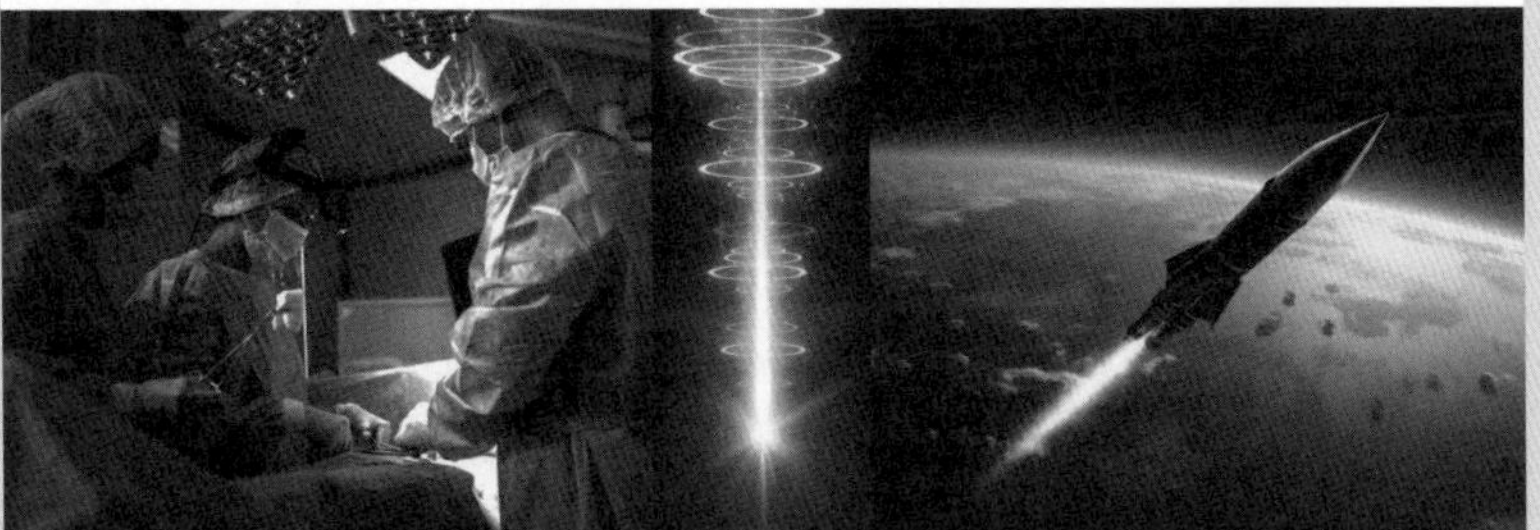

第6章
ミトコンドリアから読み解く「老化の本質」

第４章では各種寿命遺伝子から、第５章ではエピゲノムの観点から
「老化の本質」を読み解いてきました。どうやら、遺伝子と
それを取り巻く環境が寿命に大きな影響を与えているようです。
しかしながら、実は、人間という生物種の中には、
ヒトゲノム以外の別の〝遺伝情報〟が隠されていました。
それが、ミトコンドリアゲノムの存在です。
そして、このミトコンドリアゲノムには
長年研究者たちが見逃していた〝ある秘密〟が隠されていました。

加えて、長寿サプリとして話題の
NMN（ニコチンアミドモノヌクレオチド）の効果。
サーチュイン遺伝子の活性化による抗老化作用というよりも、
ミトコンドリアの活性化こそが
直接的な効果なのではないかという説もあります。

どうやら、ミトコンドリアを避けては
「老化の本質」に辿り着くことはできそうにありません。
本章では、細胞内小器官の一つに過ぎないミトコンドリアが、
他の細胞内小器官と比べて何がそんなに特別なのか、
その起源、生体内機能から紐解いていきます。

ミトコンドリアとは何か

まず、ミトコンドリアの重要性について触れましょう。一言で言えば、ミトコンドリアとは「エネルギーを供給する発電所」です。車で言うならエンジン、機械で言うならモーターに相当します。ミトコンドリアの機能が低下すると、人間はエネルギー不足で生きていけません。停電したら、日常生活を過ごせないのと同じです。人間が活動するエネルギーの95％がミトコンドリアで生成されていると言えば、その重要性が伝わるのではないでしょうか。人間という生命個体の生存は、ミトコンドリアに握られているといっても過言ではないのです。

実際に、一つのブドウ糖（グルコース）からエネルギーが作られる過程を追いかけてみましょう。エネルギーが生成される過程は下表の三段階に分かれます。ＡＴＰとは、エネルギーの基軸通貨・基本単位だと思ってください。USドルや日本円を基準に価格が計測されるように、ＡＴＰ数を基準にエネルギー量が計測されます。

最初に、一つのブドウ糖（グルコース）が血液中から細胞の中に取り込ま

解糖系	@細胞質
TCA回路／クエン酸回路	@ミトコンドリア
電子伝達系	@ミトコンドリア

れます。これは主にGLUT（グルット、GLU＝グルコース、T＝トランスポーター）と呼ばれる輸送体（トランスポーター）によって行われます。食後に筋トレをすると良いのは、筋細胞の内部にあるGLUTが細胞の表面に出てくるため、血液中のブドウ糖（グルコース）を細胞内に取り込むGLUTが誘導されるからです。結果的に、血液中のブドウ糖（グルコース）が細胞内に移動することで、高血糖が抑制されるわけです。

この仕組みは、アスリートの場合は以下のようにも解釈できます。消耗の激しい運動をした後は、ブドウ糖（グルコース）を摂取しないと、筋細胞の内部でエネルギーが枯渇しつづけた状態が続いてしまう。運動後にブドウ糖（グルコース）を摂取しないということは、筋細胞に対して嫌がらせをしているに等しいのです。肝臓で糖新生と言われる仕組みが働くため、実際にブドウ糖（グルコース）を摂取せずとも、筋細胞にはブドウ糖（グルコース）が補充されるのですが、それは他の栄養素が分解されていることを意味します。いずれにせよ下策です。

話を戻します。こうして、細胞内に取り込まれたブドウ糖（グルコース）は、細胞質で解糖系と呼ばれる代謝を受けます。この解糖系@細胞質では、2ATP（ATPとは基本単位でした）が生成されるのに対し、細胞質からミトコンドリア内に移動して行われるTCA回路／クエン酸回路＋電子伝達系@ミトコンドリアでは、36ATPが生成されます。そのパワー、18倍。エネルギー生成において、いかにミトコンドリアという細胞内小器官が重要な役割を担っているかが伝わります。

ただし、これは酸素が十分にある好気性の条件ならば、です。酸素が十分にない嫌気性条件ならば、ブドウ糖（グルコース）の代謝は解糖系@細胞質の段階で止まり、ピルビン酸が生成されるのみです。通常、ピルビン酸はミトコンドリアの内部に入ってTCA回路／クエン酸回路＋電子伝達系に移行するのですが、酸素が十分にないとミトコンドリアの内部に移行できないのです。止む無く、ピルビン酸は細胞質に留まり、乳酸に変換されることになります。

これは、トレーニングをする方なら、なるほどと思う内容です。全身運動をしてエネルギーを消耗した場合に、「乳酸が溜まった」と表現することがあります。これはまさに、呼吸による酸素の取り込みが不十分となり、末梢組織の筋細胞に対して酸素が十分に行き渡らなくなる。結果として、その筋細胞では解凍系@細胞質（2ATP生成）のみが稼働し、エネルギー効率の良いTCA回路／クエン酸回路＋電子伝達系@ミトコンドリア（36TP生成）が止まります。身体能力のパフォーマンス低下です。同時に、その場合には乳酸の蓄積が始まっていることを意味します。過去に、「乳酸が溜まって筋肉痛になる」と考えられた理由でもあります。

ミトコンドリア機能異常でどうなる？

このミトコンドリアは、細胞内小器官の一種であり、全ての細胞一つ一つに数百〜数千個存在します。合計すると、人間の体重の10％がミトコンドリアとも言われており、その重要性はますます際立ちます。このミトコンドリアが機能低下を来すと、どうなるのでしょうか。以下の一覧表の内容が知られています。

細胞の種類	ミトコンドリア機能低下で	発症する疾患
膵β細胞	インスリン分泌能力低下	糖尿病
腎細胞	濾過機能低下	腎不全
脳神経細胞	ニューロン機能低下	認知症
肝細胞	解毒・代謝機能低下	肝硬変
筋細胞	筋力低下	フレイル
	インスリン抵抗性増大	糖尿病

重要なのは、これらが健常な人間に対しても緩徐に進行していることです。そして、それらは診断もされず、本人も無自覚な場合が多いのです。重篤なミトコンドリア機能不全を伴う場合は、ミトコンドリア病として難病指定されています。しかしながら、これは余程の重症な場合です。一方で、一部のミトコンドリアが機能不全を呈している場合や、そもそもの損傷の程度が軽微な場合は、意識されることはありません。

老化によってミトコンドリア機能が低下することは知られていますが、その結果生じている老年症候群は、「ミトコンドリア機能低下による老年症候群」とは認識されていません。これまでは単に、「老年症候群」とのみ認識され、医療機関で診断もされず、本人も無自覚であるがゆえに、見過ごされてきた可能性が高いのです。

そうであるならば、ミトコンドリア活性化物質の投与で、ミトコンドリア機能低下による老年症候群を一網打尽にできるのではないでしょうか。これが、ミトコンドリアブースターが待望される背景です。昨今話題のＮＭＮも、生体内ではＮＡＤ＋と変換され、ミトコンドリアを活性化させる物質として知られています。十分に説得力がある考えではないでしょうか。

ミトコンドリアゲノムの存在

それほどに重要なミトコンドリアが、実は、人間ではない別生物の遺伝情報を有しているとしたら、その衝撃はいかほどでしょうか。

しかしながら、これは事実です。ミトコンドリアには、他の細胞内小器官とは異なり、ミトコンドリアに固有のゲノム、ミトコンドリアゲノムを有しています。明確に、他の細胞内小器官が由来するヒトゲノムとは異なるのです。

一つの細胞あたり、核は一つです。そして、ヒトゲノムはこの核の内部に23対の染色体として

1セット分が存在しています。一方で、ミトコンドリアゲノムは、一つの細胞の中に数百~数千のミトコンドリアが存在し、そのミトコンドリア一つあたり数セット分が存在しています。

当然ですが、他の細胞内小器官も全て、ミトコンドリアゲノムではなくヒトゲノムに由来します。こう考えると、人間という生物種の中に、ミトコンドリアという別の生物種が寄生しているような感覚に襲われます。これは『細胞内共生』と呼ばれているものです。

進化の歴史において、人間という種の起源は細胞の中に細胞核を有する真核生物と言われています。この真核生物は、古細菌の内部に、ミトコンドリアの祖先であるαプロテオバクテリアを取り込んだことから始まりました。太古においては、酸素以外をエネルギー源にする嫌気性バクテリア、古細菌のみが種として生存していました。しかし、20億年前に状況が一変します。光合成の仕組みにより、膨大な酸素を生み出すことが可能なシアノバクテリアが誕生します。この結果、好気性のエネルギー代謝システムが発達し、好気性バクテリア、真正細菌の誕生に繋がります。そして、この古細菌と真正細菌が出会います。長い年月をかけ、両者の間で役割分担をし、ゲノム情報を移動させあい、現在の人間の祖先である真核生物の形となっていきます。これこそが、細胞内共生です。

古細菌のゲノムが現在のヒトゲノムに、後からできた真正細菌のゲノムがミトコンドリアゲノムに、それぞれの起源として対応しているわけです。それぞれの特徴を見てみます。

	塩基対の数	遺伝子の数	形状
ヒトゲノム	32億対	2万個	ひも状
ミトコンドリアゲノム	1万6569対	13個	リング状

表として整理すると、ミトコンドリアゲノムには、わずか13個の遺伝子しか存在しないことが分かります。そこから生成される13種類の物質を検証してみると、呼吸やエネルギー生成に必要な最低限のタンパク質しか含まれていません。ミトコンドリアが人間の細胞の外で単独で生きていくことは難しそうです。進化の過程で、生存に必要な機能をお互いに委ね合うようになったのでしょう。人間はミトコンドリアなしでは生きてはいけませんが、同時に、ミトコンドリアも人間なしでは生きていけないようです。細胞内共生の言葉どおり、共に持ちつ持たれつの関係です。

もう一つ、面白い点を追記しておきます。ミトコンドリアゲノムは母系遺伝と言われています。私たちの身体の中に存在するミトコンドリアは、全て母親由来です。父親由来のミトコンドリアは存在しません。この遺伝情報の伝わり方も、ヒトゲノムとの違いが際立ちます。精子と卵子で半分ずつ、父親由来と母親由来で半分ずつ、というのが耳慣れた説明なのではないでしょうか。

アポトーシスの司令塔

ミトコンドリアの起源の説明から、その重要性はエネルギー供給ばかりが注目されがちですが、重要性はこれだけに留まりません。他にも、細胞の自殺と呼ばれるアポトーシスの誘導という役割も存在します。アポトーシスとは第３章で取り上げたとおり、身体の中に老化細胞を蓄積させないための方策でもありました。老化細胞除去薬（セノリティクス）も、本質はアポトーシスの誘導に他なりません。

それ故、ミトコンドリアが機能不全を呈することで、老化細胞のアポトーシスが上手く機能していない可能性があります。そうであるならば、ミトコンドリアの機能改善で、老化細胞除去薬に相当する効果が得られる可能性があるのではないでしょうか。実際にミトコンドリア活性化物質であるＮＭＮの投与で老化細胞が減少したという報告もあります。

アポトーシスに着目する重要性は、老化細胞だけに留まりません。実は、がん細胞に対しても、アポトーシスという切り口は極めて有用です。特定のがん細胞だけを特異的にアポトーシスに導けるならば、それは理想的な抗がん剤です。

アポトーシスとネクローシス

アポトーシスと対になる概念としてネクローシスという表現があります。それぞれ、細胞の自殺、細胞の他殺を意味します。

	例えるなら	周囲への影響	炎症
アポトーシス	細胞の自殺	有益な物質を放出	なし
ネクローシス	細胞の他殺	有害な物質を放出	あり

このように、理路整然とプログラミングされたアポトーシスと、損傷などよる壊死、ネクローシスとの違いは一目瞭然です。

アポトーシスを来した細胞は、アポトーシス小体と呼ばれる細胞外小胞となり、最終的には周囲の免疫細胞に貪食されたりします。結果、周囲の組織の栄養源となって再利用されることになります。アポトーシスとは、細胞にとっては一つの終わりを意味しますが、生命個体にとっては全体最適の有益なシステムなのです。

似たような内容として、後述のオートファジーを思い浮かべる読者の方もいらっしゃるかもしれません。オートファジーが規則正しく、自ら壊すのは細胞の一部、細胞内小器官に対してです。

それに対し、アポトーシスは、細胞の全部、細胞そのものに対する自浄作用を意味します。

さて、このアポトーシスのトリガーは、主に二種類あります。

・内因性経路（ミトコンドリア経路）
・外因性経路（死の受容体経路）

です。文字どおり、内因性とは細胞の内部からの刺激がスタートです。外因性経路とは細胞の外部からの刺激が開始の合図です。

具体的には、細胞の内部であまりに激しいＤＮＡの損傷や、酸化ストレス、タンパク質の変性などがあった場合に、ミトコンドリアがチトクロームＣという物質を放出し、これが「カスパーゼ」と結合することにより、アポトーシスが発動します。

一方で、外因性経路とは、ＦａｓやＴＮＦαなどのデス因子（死の情報伝達物質!!）と呼ばれるシグナル伝達が切っ掛けとなります。この経路でも、最終的には「カスパーゼ」が活性化することにより、プログラムが始動することになります。

どちらの経路にせよ、先述のとおり、アポトーシスは生命個体にとっては極めて重要な仕組みです。細胞がウイルスに感染した際などには、その細胞全体をアポトーシスすることで生命個体を守ることも可能です。老化細胞や、がん細胞に対してもアポトーシスの誘導が有益なことも述べたとおりです。

加えて、発生の段階でもアポトーシスは重要な役割を果たしています。人間の指が５本に分かれるのは、そもそも、指と指の間の細胞がアポトーシスをすることが原因です。アポトーシスとは人間という種の生誕の段階から深く密接に関わっているものであり、他ならぬミトコンドリアが、そのアポトーシス誘導の司令塔なのです。

オートファジーの起源

もう一つ、ミトコンドリアの機能の特殊性に触れます。それは、オートファジーの起源であることです。正しくは、ミトコンドリアと、もう一つの細胞内小器官である小胞体の接点こそが起源なのですが。

オートファジーとは、自食作用と訳されます。Auto＝自分、Phagy＝食べる、の意味どおりです。このオートファジーにより、細胞は内部の状態を良好に保つことができます。細胞内では絶えず代謝が行われていますが、代謝産物として不要なものや、代謝の過程で化学的に損傷する物質が蓄積します。人間の代謝でも、パソコンの処理でも、回数が増えれば増える程にゴミが蓄積するのと同様です。このゴミを取り除く代表的な仕組みがオートファジーです。

もう一つのゴミ処理系、ユビキチン・プロテアソームでは、タンパク質を一つ一つ選択的に分解するのに対し、オートファジーの仕組みは、ゴミと思しきものを丸ごとごっそり分解します。細胞自らの内部にできた不要なものをバルク（ひとまとめ）で取り除く仕組み、それがオートファジーです。

実際に詳しく見てみましょう。ミトコンドリアと小胞体という、二つの細胞内小器官の接点で、隔離膜と呼ばれるものが生まれます。この隔離膜が伸長して、細胞内小器官などを丸呑みにし、やがて閉じた球体になります。この状態をオートファゴソームと呼び、これもまた細胞内小器官の一つです。他の細胞内小器官と異なり、生まれては消えるため、顕微鏡での観察が困難でした。これを実際に観察し、その役割を解き明かした京都大学の大隅良典博士らが2016年にノーベル生理学・医学章を受賞されています。

このオートファゴソームが、分解工場であるリソソームと呼ばれる別の細胞内小器官と融合し、オートリソソームとなります。この内部で、隔離膜の生成から取り込まれた各種タンパク質が分解されることになります。こうして、古く機能低下した細胞内小器官などを新品同様の状態に保つことができるのです。

オートファジーは自動車の計画的な修理に例えることができます。部品を交換せずに何年も使用し続けると、廃車になることは必然です。しかしながら、3ヶ月毎に、今回はタイヤ、今回は車体、今回は座席シート、という具合に、部品部品を順番に交換していくと、全体の機能としてはずっと健全な状態を保てます。しかも、取り外した古い部品を、新しく使用する部品の原材料として使用するため、極めて有用な仕組みです。

そして、このオートファジーには、ある程度のものをざっくり取り込むオートファジーの他にも、特定の細胞内小器官だけを対象とする、選択的オートファジーという現象もあります。ミトコンドリアに対する選択的オートファジーはマイトファジー、異物や不要物を分解するリソソームに対する選択的オートファジーはリソファジーと呼ばれています。

現在、オートファジーは最もホットな研究領域の一つですが、その躍進は比較的最近のことでした。１９５０年代に発見されて以来、長らく人類にとって未知のフロンティア領域であり続けたオートファジー。大隅良典博士が活用した手法は、やはり酵母を用いた遺伝学でした。こうしてみると、まずは遺伝学を用いて全体像を把握し、仮説立案をする。その後、細胞生物学、分子生物学、生化学など、詳細を探求していくのが学問の王道なのだろうという気がしてきます。

NMNによるマイトファジー

ミトコンドリアはオートファジーの起源でもありますが、マイトファジーの言葉のとおり、ミトコンドリアもまた、オートファジーの対象となります。実は最近、ＮＭＮによるマイトファジー促進の報告が知られています。

ミトコンドリアとは、活動エネルギーの95％を供給する発電所のようなものでした。発電所に定期的なメンテナンスが必要なように、ミトコンドリアに対しても必要です。ミトコンドリア内部から活性酸素が漏れ出した場合は、周囲に酸化ストレスという悪影響を与えてしまいます。酸化ストレスは生物学的年齢を加速させることが知られており、抗酸化サプリがこれだけ喧伝されていることからも、酸化ストレスの除去、ミトコンドリアのメンテナンスが重要だということが伝わるかと思います。

特に、細胞分裂をほとんどしない神経細胞にとって、オートファジーとは細胞内の環境整備のほぼ唯一の手段とも言えます。神経細胞が変性する初期の徴候として、ミトコンドリアの損傷が指摘されており、アルツハイマー病やパーキンソン病などでも同様です。マイトファジーの促進で、これら神経変性疾患の予防や治療が可能になると期待されています。

実際、「狂牛病」などで知られるプリオン病に対して、北京にある中国農業大学の李博士たちが、NMNの投与によってマイトファジーが誘導され治療に繋がる可能性を報告しています。

ミトコンドリアゲノム再検証

いかがでしょう。ここまで、エネルギーの供給、アポトーシスの誘導、オートファジーの起源という三つの重要な機能について述べてきました。しかしながら、昨今では、それ以上にミトコンドリアに注目が集まっています。その理由が、ミトコンドリアに由来するペプチド、MDP（**M**itochondrial **D**erived **P**eptide）の存在です。ミトコンドリアゲノムのうち、以前から知られていた13種類の遺伝子〝以外〟の領域から、新たなペプチドが発見されたのです。そして、その

ＭＤＰが生命個体の寿命と密接に関わっている可能性が高いのです。

第12章で、「ＩＧＦの不都合な真実」について触れますが、このＩＧＦに結合するタンパク質(Binding Protein)、ＩＧＦＢＰ３の研究の過程で世界最初のＭＤＰは見つかりました。研究者たちはＩＧＦＢＰ３に対して結合するタンパク質を同定したものの、そのタンパク質がどの遺伝子から作られるのかが不明でした。ゲノムをどんなに調べても、ＩＧＦＢＰ３の元となっている設計図がどこにあるのかを同定できなかったのです。そうであるならば、これまで見逃してきたジャンク情報、ゴミ情報部分にこそ、秘密が隠されているのではないかという検証が始まります。改めて、丹念に遺伝情報を検証したところ、ミトコンドリアゲノムの13の遺伝子の隙間部分に由来することが判明しました。

細胞の核内にあるヒトゲノムからの情報が、細胞質のリボソームでタンパク質として作られるのと同様、ミトコンドリア内にあるミトコンドリアゲノムの情報が、細胞質のリボソームでタンパク質として形になっていました。類似のペプチドは数百種類も存在し、これら全てが、意味のない情報として見逃されていたのです。これもまた、「医学の常識」がひっくり返った事例の一つです。

この、世界で最初に同定されたＭＤＰは「ヒューマニン」と名づけられ、アルツハイマー病の病態においても、神経細胞を保護する役割があることが判明します。体内での動態については、視床下部に働きかけて、個体の身体全体の代謝を調整していることも判明し、まさに、ミトコンドリアゲノムに由来するＭＤＰにより、人間という生命個体の健康寿命、老化が影響を受けていることも確認されました。

この素晴らしい知財は慶応義塾大学の西本征央医師が特許を取得しましたが、現在ではその有効期限は切れています。物質としての独占性がないため、製薬会社によって製薬化が進められることはないでしょう。何百億円もの先行投資をして薬剤としての承認を得たとしても、二番手、三番手が初期投資なく後追いすることになりますから。

ですが、ミトコンドリアが、従来知られていた役割以外の観点からも、人間の老化、健康、寿命に関係していることを暴いた功績は色褪せません。ヒューマニンが切り開いた世界観のもと、それ以外のＭＤＰに対してさらなる検証が進められています。

ここまでが、ミトコンドリアから読み解く「老化の本質」です。ミトコンドリアという一つの細胞内小器官という切り口だけでも、これだけの多様さがあります。こうしてみると、単一の切り口で「老化」を語ることが、いかに愚かなことであるかが分かります。

れは、東大“らしさ”、アイデンティティーの問題です。慶応や早稲田といった私立大学には、創設者の理念が連綿と受け継がれています。しかしながら、東大総長の言葉は時代背景を反映します。いずれの総長の言葉も痺れるくらいに恰好良いのですが、100年単位で俯瞰すると、ご都合主義とも解釈できます。現在、「志ある卓越」が東大のキャッチコピーですが、これは私が学生時代にはありませんでした。自分なりの『医療観』と『社会観』を確立するために苦しんでいた私にとって、校訓という絶対的な軸が明確な私立大学は羨ましくてしょうがなかったのです。

結果として、私は父親との対話を通じて家訓を求めました。しかしながら、十分な回答を得ることができず、中高母校である洛南の校訓に行きつきます。弘法大師や空海にならって、「三帰」が校訓そのものでした。帰依仏＝自己を尊重せよ、帰依法＝真理を探究せよ、帰依僧＝社会に献身せよ。学生時代、研修医時代、外科医時代、現在のクリニック経営者時代、そしてこれから。一貫して三帰の実践を目指しています。それもまた、絶対的なものではないのですが、現時点で数千年の教えを覆すものは無さそうに感じています。

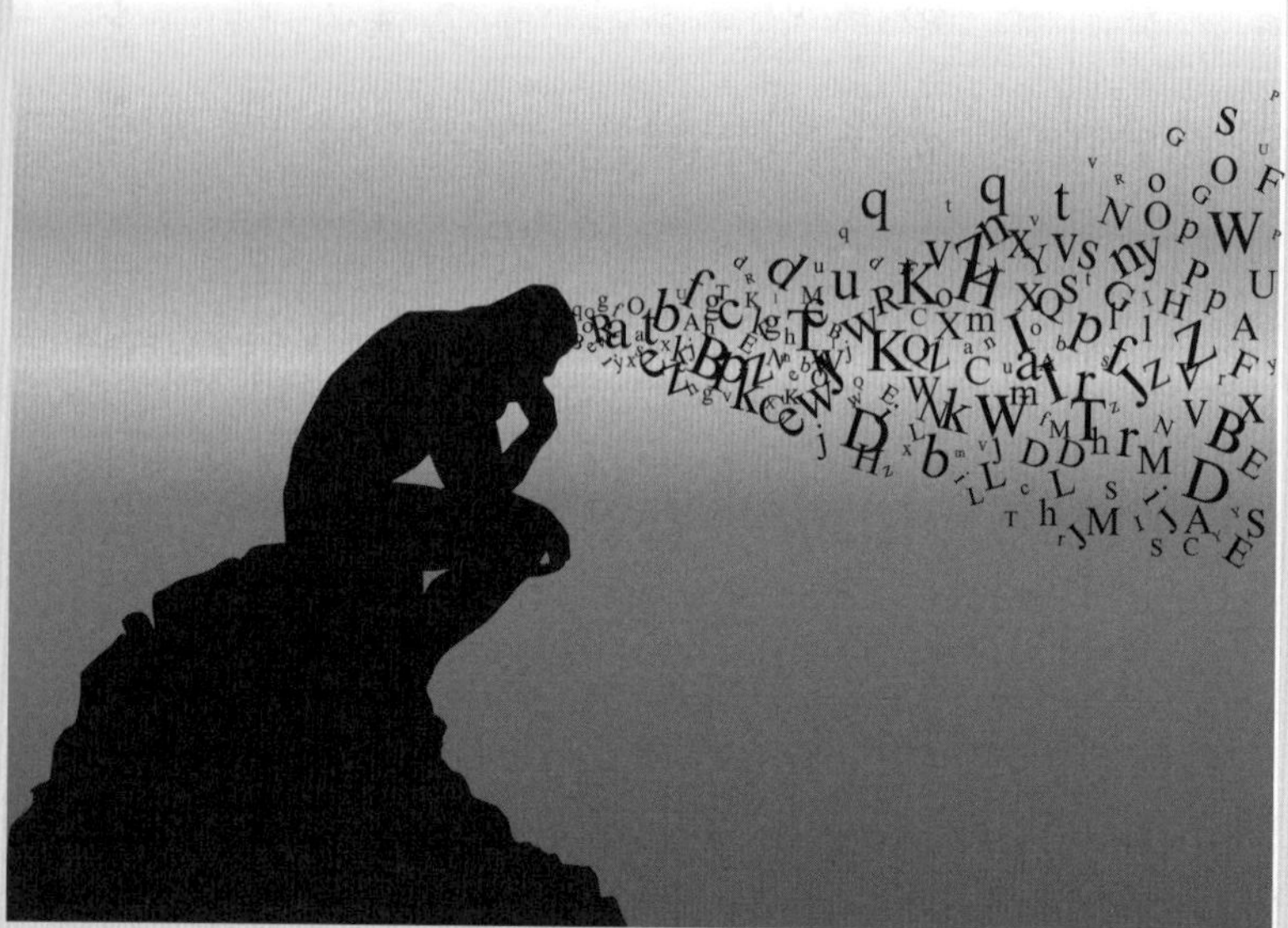

コラム 比較・類推・相対化

東大京大生協で一番売れている本として、「思考の整理学（外山滋比古 著）」という書籍が知られています。学問のみならず、日常の意思決定でも非常に参考になるコツが記されています。学生時代に読破した私は、もう一つの書籍「はじめての構造主義（橋爪大三郎 著）」と併せて、「比較・類推・相対化」という方法論に辿り着きます。

比較・類推については、第４章の遺伝学を事例に散々取り上げました。酵母・線虫・ショウジョウバエ・マウス・人間など、生物種同士で比較をすることで、生物としての本質的な法則が何かという洞察を得ることができます。そして、酵母という種でSir2が活性すると寿命が延びるなら、他の生物種でも同様のことが言えそうだと考えるのが類推です。

最後に残った「相対化」とはどういう意味でしょうか。比較・類推というプロセスを通じて、自身が得た結論が絶対的なものだと確信しても、実はその限りではないという批判的吟味を伴う姿勢です。また、相対化は、何かしらの絶対的な存在を前提としています。あれこれと迷って何の仮説も持たないくらいなら、条件付きでも良いから一旦の結論、仮説を速やかに導き出すことの重要性も含んでいます。そうして、比較・類推・相対化を高速回転させることで、本質に近づきやすくなります。

例えば、学生時代に没頭した東京大学医学部アメフト部SCORPIONSでの活動。私にとっては、本質は部活動そのものではなく、部活動を介して『人間の本質』を掴むための知的で霊的な行為でした。同級生や後輩は、流石に偏差値80以上の集団です。弁も立てば行動力もある。思索の切り口は独特で、意見の衝突もしばしばでした。本質的なものを求めて、歴史を学ぼうとしたのは私だけではありませんでした。私は古代の歴史を学び、それでも変わらない『人間の本質』を求めました。一方、私の同級生は近現代の歴史を密に学び、そこから現代に至る『人間の本質』を求めました。私とその同級生は、それぞれ、自分の文脈で比較して、類推して。得られた結論は「歴史に学ぶ」ですが、その実践方法は全くの真逆でした。自分自身の方法を「相対化」して議論することで、より理解が深まったのは言うまでもありません。

もう一つ、例を挙げましょう。私は東京大学医学部出身であることに一定の誇りを覚えますが、同時に東京大学の限界も感じていました。そ

第7章

NMNの上位互換、5デアザフラビン（TND1128）

第５章、第６章では、昨今「長寿サプリ」として話題の
NMNについて触れました。
まだまだ不明な点も残りますが、主な機能は二つです。
●ミトコンドリアの活性化
●サーチュイン遺伝子（長寿遺伝子）の活性化
結果、「老年症候群」と呼ばれる老化に伴って発症する糖尿病や高血圧・
脂質異常・認知症・筋力低下などの各疾患の予防や改善が期待されています。

しかしながら、実は、その上位互換とでも言うべき物質が
日本国内に眠っていました。崇城大学の薬学部教授である永松朝文博士が、
長年研究を続けてきた５デアザフラビン（TND1128）こそが、それです。
なんと、
●ミトコンドリアの活性化　→　NMNの数十倍
●サーチュイン遺伝子（長寿遺伝子）の活性化　→　NMNの数倍
との実験データが得られています。
特に、ミトコンドリア活性については国際特許承認済です。
恐らく、現時点で世界最強のミトコンドリア活性化物質、
世界最強のサーチュインブースターでしょう。

これこそが、本誌のタイトルにも表記された『新型ビタミン』に他なりません。
実際問題、どのような物質なのでしょうか。
そして、この知財はどのように誕生したのでしょうか。

ＮＭＮの上位互換

まずは論より証拠。左下の図をご覧ください。実験室環境であるin vitroにおいて、線虫にＮＭＮとＴＮＤ１１２８をそれぞれ投与しました。Controlとは、比較する際の基準のことです。Mito Tracker Red蛍光染色法を用いており、ミトコンドリアでＡＴＰが生成した分だけ赤色に発光します。赤い輝きが強い＝ＡＴＰ生成能が強い、ことを意味します。ＴＮＤ１１２８によるそれがＮＭＮの数十倍も強力であることが一目瞭然です。このデータをもって、国際特許承認が得られています。

この物質は、いったい何なのでしょうか。専門的に言えば、５デアザフラビン（ＴＮＤ１１２８）となります。フラビンとはリボフラビン、ビタミンB_2のことを意味します。５デアザフラビンとはビタミンB_2に〃ある変換〃を加えたものになります。それゆえ、５デアザフラビン（ＴＮＤ１１２８）を、『新型ビタミンB_2』や『ビタミンB_2'（ビーツーダッシュ）』『ビタミンB_x（ビーエックス）』などと呼ぶのもあながち嘘ではないでしょう。本の表紙で『新型ビタミン』と評した由縁です。

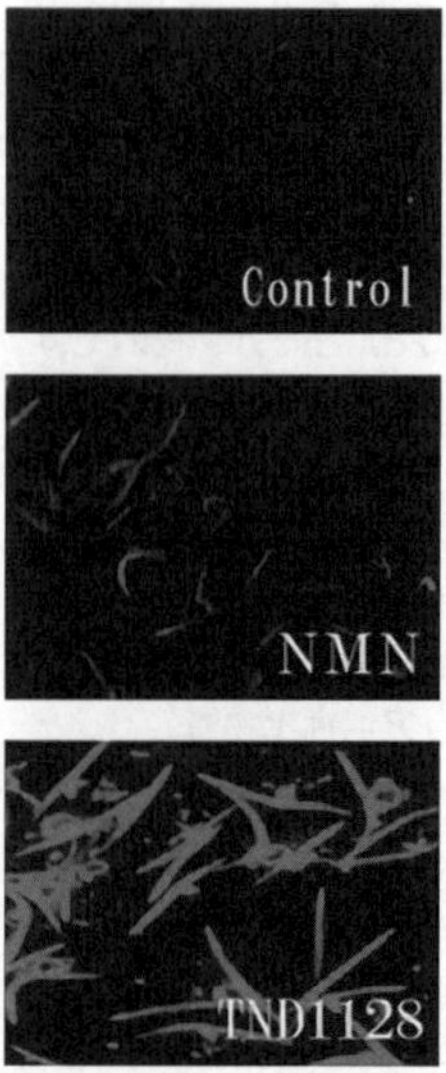

さて、このビタミンB_2に加えた〝ある変換〟について詳細を見てみましょう。これこそが、5デアザ置換と呼ばれるものです。この〝デアザ〟の〝デ〟とは、〝デカフェ〟の〝デ〟と同じ「取り除く」という意味です。デカフェインコーヒーから想像するに、〝アザ〟を「取り除く」ことを意味するのでしょう。そして、〝5〟とは恐らく、化学式における位置、住所のようなものだろうと想像が付きます。

事実、そのとおりです。アザとはN（窒素）元素を意味します。そして、もともとのビタミンB_2、リボフラビンには、N（窒素）元素が1、3、5、10の位置に存在します。こう考えると、5デアザ置換とは、第5位にあるN（アザ）基を取り除き、基本形であるC－H基に変換することだと分かります。

余談ですが、1デアザ置換、3デアザ置換、10デアザ置換も、技術的には可能だと思いますが、5デアザ置換とは全くの別物です。装飾品としてピアスを身に着けることを例えてみましょう。同じピアスを用いるとしても、耳たぶに着けるのと、鼻や舌、おへそ、或いは、よりセンシティブな部分に着けるのとでは、意味合いが大きく異なります。同様に、5デアザ置換の〝5〟にも大きな意味があるのです。

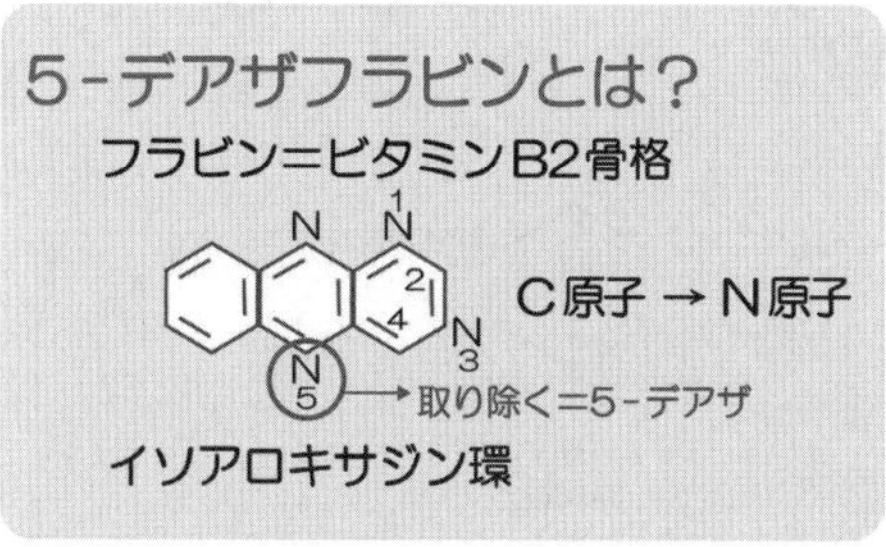

さて、この5デアザ置換をしたフラビン、5デアザフラビンは、何がそんなに特別なのでしょうか。この答えが、「機能面では、長寿サプリとして話題のNAD＋／NMNと同一の役割を果たすようになる。一方で構造面では、NAD＋／NMNよりも化学的に安定しており、数百種類の改良版の作成が可能である」ということです。

下図には、5デアザフラビンの化学式と、NAD＋の化学式が記載されています。まさに5デアザ置換をした第5位こそが、点線枠で囲われた部分であり、同部位の電位がNAD＋のそれと同一であることが伝わるかと思います。まるで、5デアザフラビンの内部にNAD＋の骨格を内包しているかのようです。右上の模式図の太枠部分は、NAD＋の構造そのものであることが確認できます。

高校化学、特に有機化学での学習内容を振り返ってみます。物質には極性という電子の偏りが存在します。例

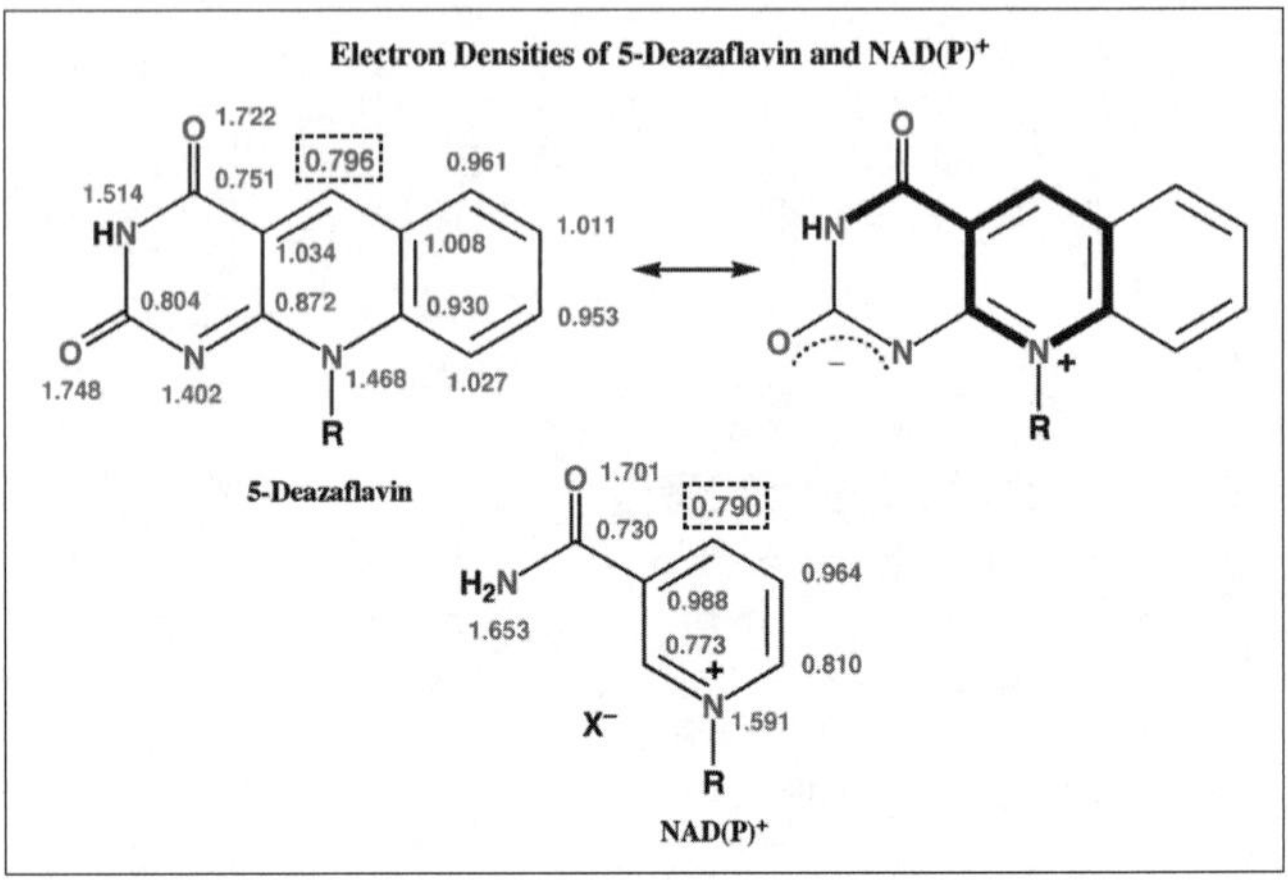

えば、水。化学式ではH^2Oですが、これは、$H^+-O^{2-}-H^+$と表記されることがあります。H^+とは、水素原子Hから電子（e^-）が離れていった状態で、水素原子はプラスの電荷を帯びた状態になります。代わりに、この電子（e^-）は酸素原子Oに接近し、真ん中にある酸素原子は実質的にはO^{2-}のマイナスの電荷を帯びた状態になります。一つの地球に北極や南極があるように、一つの磁石にN極やS極があるように、一つの分子の中にも極とでもいうべき偏りが存在します。極性とは、このプラスとマイナスの電荷の偏りを意味します。

大学化学では、もう少し踏み込んだ表現になります。電子論という学問の観点では、上記のような電位を表記することになります。物質を構成する部位ごとに、それぞれ固有の電位があります。電子論的には、５デアザフラビンと、ＮＡＤ＋／ＮＭＮが果たす機能は、全くの同一なのです。

実は、この内容は、１９９８年に発刊された「ビタミン」という国内雑誌（72巻、７月号）で詳細に解説されています。５デアザフラビンの実質的な機能は、「ＮＡＤおよびＮＡＤＰに続く第3番目の存在とみなすのが妥当である」と明記されており、同時に、５デアザフラビンとは自然界に存在するものであることも記述されています。昨今のＮＭＮブームを契機に、５デアザフラビンが再注目されたにすぎないのです。

5デアザフラビン（TND1128）

実質的な役割が同一なのに、化学構造が違う。どうやら、NMNの上位互換と呼ばれる秘密は、この化学構造にありそうです。

NMNの基本骨格であるビタミンB_3骨格はベンゼン環が一つで、化学変換を行う余地が限定的です。一方で、ベンゼン環が三つ重なったとも言えるイソアロサシジン環を有するビタミンB_2骨格、5デアザフラビンでは、各種の化学変換を行う余地が十分にあります。

自動車で例えるなら、ビタミンB_3骨格（NMN／NAD+）は軽自動車のようにフレームが脆弱な骨格。ビタミンB_2骨格はドイツ車のように頑健な骨格です。後者は、様々なカスタマイズが可能、といったところでしょうか。

仮に、デアザ置換した第5位以外の、第○位の基に対して10通りの置換をシミュレーションしてみましょう。それを第○位、第△位、第□位の3か所で行うと、10^3＝1000通りのカスタマイズが可能です。先述のとおり、1998年には、この事実を薬学者たちは認識していました。ただ、その知識を活用することに、どのような意義があるのかが不明だっただけです。

ここに、昨今話題のNMNブームが到来します。NMNの投与により生体内でNAD+に変換され、ミトコンドリアが活性化、サーチュイン遺伝子が活性化します。結果、老化そのものを治療することが可能になるのではないかという世界観が展開されました。

そうであるならば、５デアザフラビンの数百種類のカスタマイズ版の中から、ＮＭＮよりも強力な物質を作り出すことができるのではないだろうか。永松博士は、筋が良さそうなものを選別し、実際に10種類のサンプルを作成しました。細胞に対する検証、線虫に対する検証を経て、総合的に最も優れたものを「ＴＮＤ１１２８」と名づけました。

「ミトコンドリア活性化によるＡＴＰ生成がＮＭＮの数十倍強力」として国際特許取得済みであり、サーチュイン遺伝子の活性化も数倍強力だというのが、「ＴＮＤ１１２８」という物質の正体です。加えて、化学的に安定構造であることは、保管にも有利です。130℃前後までは化学変性を起こすこともなく、常温での管理が容易です。ＮＭＮ点滴が－20℃で保管しなくてはならないのとは対照的で、物流網の管理体制に対しての懸念事項が少ないことも利点の一つです。

現在、論文検索サイトPubMedでは「ＴＮＤ１１２８」で検索すると2件の論文が取得可能です。これらはいずれも基礎研究に関することであり、今後は生身の人間に対する臨床研究の論文が期待されています。私自身も、是非、この「5デアザフラビン（ＴＮＤ１１２８）」に関する論文を執筆したいと考えています。現在、倫理審査委員会の承認を経て、臨床研究を行っており、第9章では銀座アイグラッドクリニックでの実臨床例を紹介します。学術誌よりも本誌のような一般書籍での公表を優先しているのは、本物質のような「眠れる知財」にまつわる社会問題について問題提起したいがためです。

世界最初の学術発表

２０２０年、世界で初めて5デアザフラビン（ＴＮＤ１１２８）に関する学術発表がなされます。歯科麻酔学会の関東地方会での口頭講演です。後に知ったこの情報こそが、本誌の『はじめに』で記載したとおり、私が人生を掛けて5デアザフラビン（ＴＮＤ１１２８）の普及をライフワークにしようと決意した内容でした。概要は、同物質の使用で、酸欠状態でのマウスの活動性向上が可能だったという報告です。

美容〝皮膚科〟クリニックを経営する裏側の狙いは、いつか臓器移植領域に応用可能な〝薬液〟を求めて、世界中から候補になる薬剤を集め、検証することでした。そんな、夢のような薬剤が、まさか国内の、関東圏で講演されているとは。移植臓器は摘出してから埋め込むまでの空白時間が存在します。その時間は酸素も血液も行き渡りません。いかに、移植臓器の鮮度を保つことができるかが、術後合併症率や生存率にダイレクトに関わります。5デアザフラビン（ＴＮＤ１１２８）こそ、私のコンプレックスである「臓器移植領域でやり残したこと」を解決するための、ブレイクスルーとなる物質なのではないかと心躍りました。

酸欠状態での運動能力改善

詳細を見てみましょう。閉じた空間の中で、酸素濃度を通常の20・5％から、エベレストの山頂と同等の７・０％程度にまで下げる。そのような環境の中で、マウスはどの程度歩行することが可能なのかを検証しました。ＮＭＮの投与で歩数はどの程度増えるのか。ＴＮＤ１１２８の投与で歩数はどの程度増えるのか。

得られた結果は、まさに衝撃的でした。通常状態での歩数は５分間で１０００歩程度ですが、酸素濃度７・０％環境下では100歩程度にまで低下します。100mg／kgのＮＭＮを投与（実験開始の24時間前に腹腔内に注入）したマウスは、その環境でも200歩の運動が可能でした。一方で、

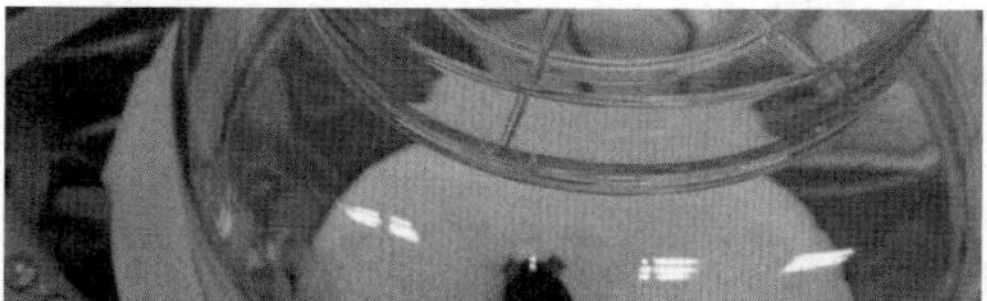

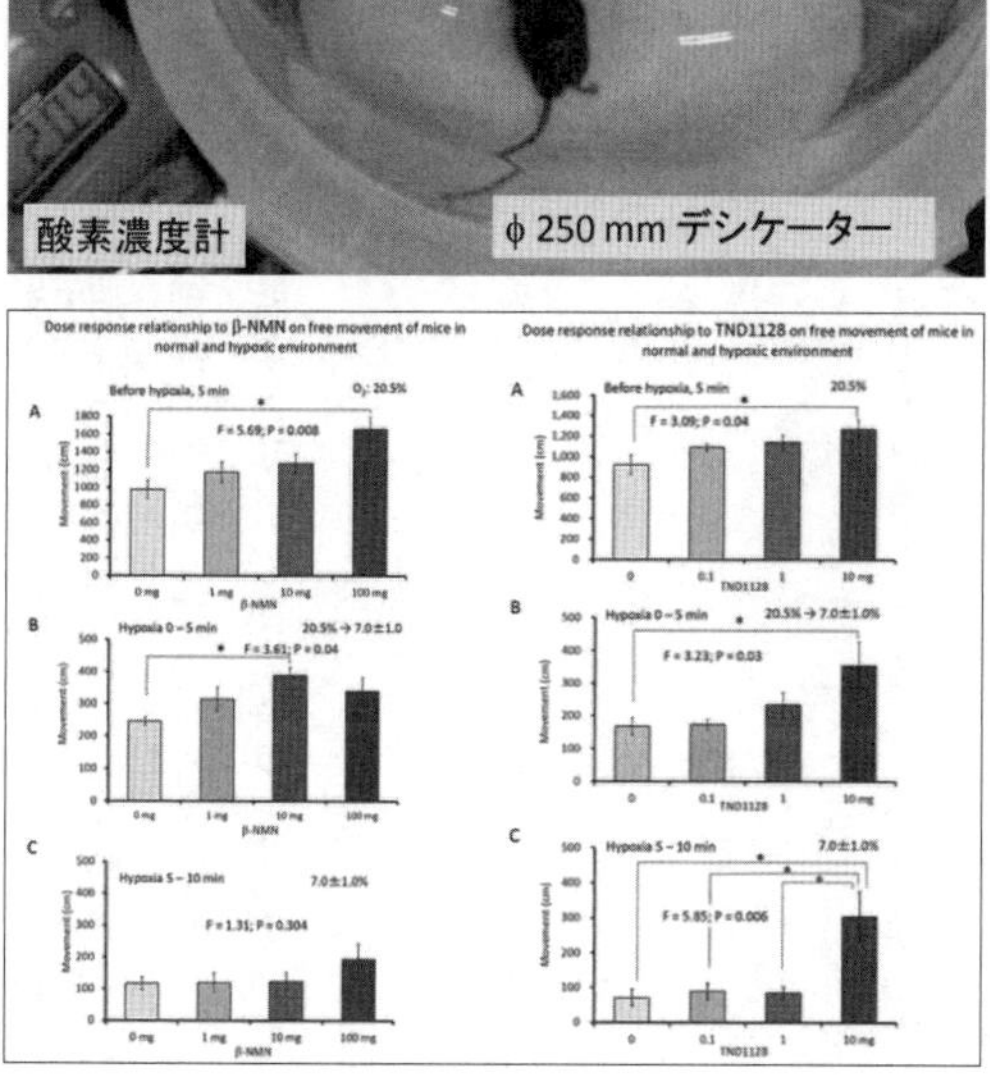

10mg／kgのＴＮＤ１１２８を投与したマウスは、その環境で300歩の運動が可能でした。投与量が１／10にもかかわらず、300／200＝１・５倍の運動量を確認したわけです。「ミトコンドリア活性がＮＭＮの数十倍強力」というデータとも矛盾しません。中枢神経が興奮して運動性が増した可能性もありますが、単純に「酸欠状態でのエネルギー供給の機能がＮＭＮの15倍」となる仮説も否定はできません。

大学院生時代に肺移植領域の研究に従事し、途中で断念した私にとって、この５デアザフラビン（ＴＮＤ１１２８）に関するデータは運命的なものでした。

抗酸化能力におけるNMNとの明確な違い

一方で、この発表には面白い考察が続きます。実は、ＮＭＮとＴＮＤ１１２８とで、真逆の作用の可能性が指摘されています。それが抗酸化能力、酸化ストレスに対する耐性です。詳しく見てみましょう。

酸化ストレスの制御は老化制御の本命として各種の報告がされています。過剰な酸化ストレスの結果として生じる過酸化物ｄ－ＲＯＭｓ（**R**eactive **O**xygen **M**etabolites-derived compound**s**）と、抗酸化能の指標として血液中の抗酸化物質の総量ＢＡＰ（**B**iological **A**ntioxidant **P**otential）

がよく使用されます。d－ROMsは少ないほど、BAPは多いほど、酸化ストレスに対抗する力があると思っていただいて結構です。

これらは、通常、酸素濃度を上昇させた際に検証される指標です。今回の実験では、その真逆、酸素濃度を〝低下〟させて、計測しました。当然、高濃度の際の反応と逆のことが起こると予想していました。結果は、下図のとおりです。

いずれも、低酸素状況後のマウスからのデータですが、NMNやTND1128の投与群でd－ROMsは特段の変化を認めませんでした。専門的には有意差なしと表現します。しかしながら、TND1128の投与群では、用量依存性に減少傾向を読み解くことができます。検証する絶対数を増やせ

	d-ROMs（過酸化物）	BAP（抗酸化物）	BAP/d-ROMs
NMN	有意差なし	減少!!	機能低下!!
TND1128	減少？	増加!!	機能向上!!

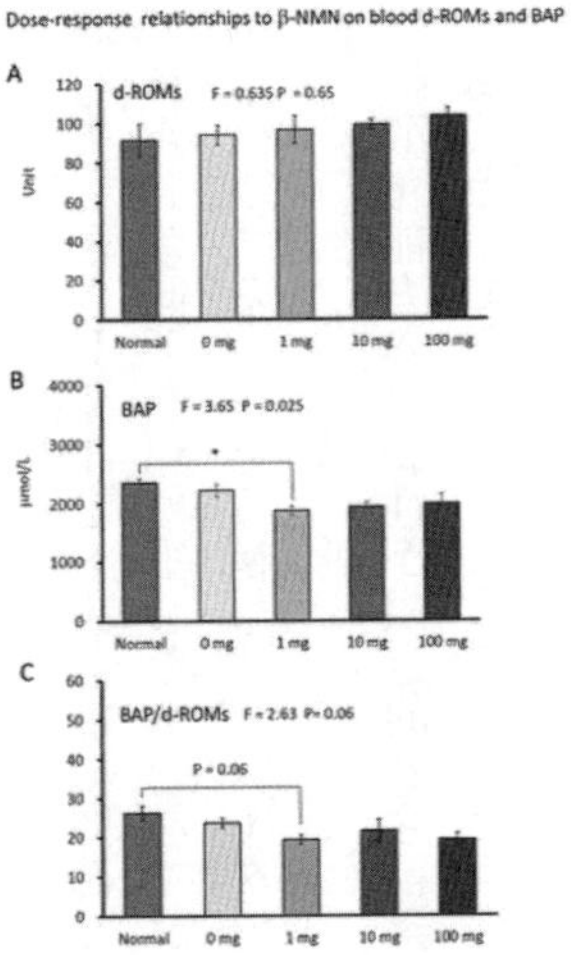

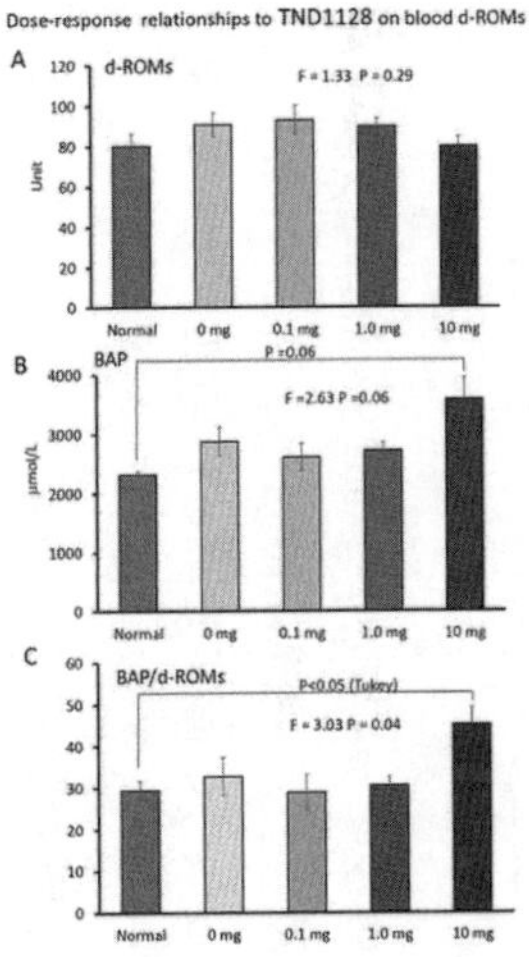

ば、恐らく傾向を確認できるでしょう。
次の項目、抗酸化能力の指標であるＢＡＰではＮＭＮ投与群とＴＮＤ１１２８投与群で明確な差がでました。なんと、ＮＭＮ投与群では有意差をもってＢＡＰの低下を認めました。一言で言えば、ＮＭＮを投与した方が、低酸素状況下で抗酸化能力が低下する、という衝撃的なデータです。

好意的な解釈をすれば、酸素濃度が低下した環境では、抗酸化能力の必要性が限定的とも言えるため、その機能が低下したとしても良いだろうとも捉えることができます。こう考えると、生体内の仕組みとはなんと洗練されているのだろうか、とも言えます。

一方で、ＴＮＤ１１２８によるＢＡＰの上昇は明確でした。そして、容量依存性に抗酸化能力の向上が得られると解釈できます。

低酸素状況でのデータを、通常の酸素濃度、より強い酸化ストレス環境での解釈に適応するのは、やや強引ですが、ＮＭＮとＴＮＤ１１２８との間には、明確な差がある認識は重要です。ただ、移植臓器にとっては、低温、低酸素の環境による鮮度維持が前提ですので、ＴＮＤ１１２８による効能は理想的なものだと考えられます。

どうやら、ＴＮＤ１１２８は単純にＮＭＮの上位互換とも言い切れないようです。それ以外に、何か別の〝秘密〟が隠されていそうです。

神経細胞の保護作用

現在、論文検索プラットフォームであるＰｕｂＭｅｄで「ＴＮＤ１１２８」と検索すると、同物質に関する論文は基礎研究領域の内容が２本のみ確認できます。ＴＮＤ１１２８をタイトルに冠する世界最初の論文は、２０２１年に福岡大学の研究チームが公表していました。

マウスの海馬に対して切片を作成し、基準値データであるＣｏｎｔｒｏｌ群、ＮＭＮ投与群、ＴＮＤ１１２８投与群の３群に対して、神経細胞がどのように変化するのかを観察しました。結果は、ＮＭＮの投与群ではＣｏｎｔｒｏｌ群との有意な差を認めず、ＴＮＤ１１２８投与群ではＣｏｎｔｒｏｌ群との有意な差を認めました。具体的には、樹状細胞の軸索延長効果、シナプスの生成効果を認めました。

本来なら細胞そのものが生存できず、延長しないはずの軸索が延長したことは、ＴＮＤ１１２８に神経細胞の保護効果があることを意味します。そして、シナプスの生成は、神経細胞同士の情報交換の接点が増えることを意味します。この保護効果が何に由来するかは、現時点では不明ですが、少なくともエネルギー供給であるＡＴＰ生成が関係しているであろうことは間違いないかと思います。そして、生体内でも特別にＡＴＰ消費が激しい臓器である脳神経細胞に注目したことも、慧眼だと思う次第です。

単なる上位互換ではない？

２０２２年に公開された、もう一本の論文を見てみましょう。知財の開発者である崇城大学教授の永松朝文博士と、東京薬科大学名誉教授の工藤佳久博士による交流から生まれた論文です。今回もやはりマウスの脳切片を作成し、基準となるＣｏｎｔｒｏｌ群、ＮＭＮ投与群、ＴＮＤ１１２８投与群で検証しました。ストレス負荷試験に対して、細胞質内のカルシウムイオンＣａ２＋濃度の変化がどうなるか、ミトコンドリア内のカルシウムイオンＣａ２＋濃度の変化を調べました。

結果は従来の仮説を支持するものでした。ＮＭＮ投与群もＴＮＤ１１２８投与群もそれぞれ、用量依存性に細胞質内のカルシウムイオンＣａ２＋の濃度上昇、およびミトコンドリア内のカルシウムイオンＣａ２＋濃度上昇を抑制しました。この効果が生体内で実現するならば、極めて強い脳神経細胞に対する保護作用が得られることを意味します。

しかしながら、同時に驚愕の事実も判明します。ＴＮＤ１１２８によるミトコンドリアの保護作用は、ＮＭＮのそれの100倍強力だったのです。容量依存性に効果がある場合、投与量を増やすと効果が伴うのは当然です。そして、ＴＮＤ１１２８によるＡＴＰ生成は数十倍強力ではありますが、せいぜい20～30倍程度でしょう。100倍とは、文字どおり桁違いの効力です。何か秘密が隠されていると考えるのが自然です。

従来、ＮＭＮはＮＡＤ＋の前駆体として知られており、投与されたＮＭＮは生体内でＮＡＤ＋の原材料となるというのが基本的な考え方です。しかしながら、ＴＮＤ１１２８はサーチュイン遺伝子の直接的な活性化を通じて、ＮＡＤ＋を増生させたと考えるのが自然です。どうやら、ミトコンドリアの活性化、サーチュイン遺伝子の活性化という主機能は同じでも、その順番、仕組みは異なる可能性が高そうです。

そして、第6章で述べたミトコンドリアの重要性を鑑みるに、ＴＮＤ１１２８のミトコンドリア活性、保護作用、マイトファジー誘導の効果については、今後のさらなる検証が必要不可欠と考える次第です。

認知症が治る？

工藤佳久博士は仮説を立てています。アルツハイマー病が、アミロイドβ蓄積に伴う神経毒性が原因なのだとしたら、蓄積し始めてから発症するまでの時間が長すぎる。原因は、蓄積した物質による神経毒性なのではなく、蓄積した結果生じる血流不全なのではないか、と。そうであるならば、ＴＮＤ１１２８の投与による代謝改善で、血流が多少低下したとしてもアルツハイマー病の発症は抑制できるのでは、と。

ＴＮＤ１１２８の投与で、マウスが酸欠状態でもエネルギー代謝を改善することができた実験結果も、その仮説を支持します。そして、第9章で実臨床例を提示しますが、私の観察研究でも、TND1128の投与で認知症が改善した症例があります。実臨床の現場でも、この仮説は矛盾しないものです。

もちろん、それ以外にも、NMN投与によるマイトファジー促進と同じように、TND1128投与によるマイトファジーの結果、アルツハイマー病が改善したという仮説もあり得るのですが。いずれにせよ、様々な仮説を立てて、検証し、それを次に活かしていく。基礎研究者と臨床研究者が協調して、社会への価値貢献を最大化することが何よりも重要だと考えます。

TND1128の限界

ここまでTND1128の魔法のような側面ばかりを強調してきました。ミトコンドリアの活性化がNMNの数十倍、サーチュイン遺伝子の活性化がNMNの数倍、酸欠状態での代謝能力の改善、抗酸化能力の向上、細胞およびミトコンドリアの保護作用、等。しかしながら、全ての物質同様にTND1128にも限界があります。

それは、疎水性が極めて強く、水に溶けないことです。脳は油分を含むため、実験環境での投与で容易に吸収されます。では、生身の人間に対しては、それをどのように届けるのでしょうか。最も簡便なのは、経口摂取。次に、点滴などによる血液系への投与。この観点ではTND

１１２８はまだまだ改善が必要です。水様性で点滴製剤も普及しているNMNと比較し、DDS（**D**rug **D**elivery **S**ystem）の観点からは、NMNに軍配が上がるようにも思います。

物質特性に応じて、薬剤を適切に使い分けることが重要です。NMNとTND１１２８の適切な配合方法なども、今後、研究対象になるのかもしれません。

コラム 眠れる知財を放置しない、基礎研究者を孤立させない

実は、永松朝文教授が開発された試薬は、この5デアザフラビン(TND1128)だけに留まりません。他のサンプルでも効果検証がされており、中には難治性のがんに対する抗がん作用の可能性も指摘されています。私の個人的な意見としては、同博士の研究内容はノーベル賞の選考対象として相応しいのではないかと考えています。

しかしながら、この世界を揺るがす知財は、1990年代に国内論文で発表されて以降、社会実装されてきませんでした。数十年の時を経て、基礎研究の価値、真価が発揮される良い事例です。

重要なのは、5デアザフラビンに関する研究を開始した当初には、現在のような壮大なスケール感が考慮されていなかったことです。ゲノム解析における技術革新、遺伝学に基づくサーチュイン遺伝子の発見、そのブースターとしてのNMNのマーケティング、等、各種の要因が重なり合って、現在の状況に至っています。

5デアザフラビンに関する研究は、今回のTND1128というバリアント(変異体、亜種)に至って初めて、実益に直結するものです。ただし、それは、人類社会を一変させる可能性のある、凄まじいインパクトの実益です。

やはり、「真価が計り知れない教育や研究にこそ、一定額の予算を投資する価値がある」証左でしょう。

我が国には、5デアザフラビン(TND1128)のような〝眠れる知財〟が多数存在します。ただし、その多くは、実験室における基礎研究として。実際に生身の人間に投与することができるのは医師だけです。だからこそ、そんな〝眠れる知財〟を抱え込んで、人類の役に立つことを志している基礎研究者たちを孤立させてはいけません。

この国の医師免許は、世界に類をみない程に強力です。一介の医師個人が自分自身の医師免許を掛ければ、倫理審査委員会の承認の上で観察研究を行うことができます。生身の人間への投与、臨床研究を行うことができるのです。医師免許とは、眠れる知財を社会実装に導く極めて重要なピースなのです。

当然、未承認の試薬を野放図に投与することは断じて許されません。しかしながら、難病で代替治療案が一切ない患者が、一縷の望みをかけて、そのような臨床研究に参加することは否定されることではないと考えます。

そろそろ、この国の医師のあり方、医師という社会資源の活用の仕方、を国策として議論しても良いのではないでしょうか。

第8章

医師という属性集団が果たすべき役割

F1マシンを使い込なすF1レーサーの腕が必要

『人類は老化という病を克服する』

『人類は月面に到達できる』としたアポロ計画にも
引けを取らないほどのスケール感です。この壮大な物語において
「老化を治療できるとしたら、それを叶える本命物質は何か?」と聞かれたら、
私は「5デアザフラビン（TND1128）は本命の物質の一つ」と答えます。
第9章でも紹介するとおり、臨床現場でも特筆すべき効果を認めており、
まさに、老化治療の最前線と呼ぶべき物質の一つです。

では、この大いなる文脈の中で、医師が果たすべき役割は何でしょうか。
物質としての素晴らしさに目が眩んではいけません。
それを単なる〝販売〟だけに終始するようでは、医師の名が廃ります。
F1マシンの価値と、その性能を最大限に活かすF1レーサーの価値とは、
矛盾するものではありません。むしろ、相乗効果によって初めて、
今まで不可能だった世界を提示することができます。

同様に。5デアザフラビン（TND1128）が素晴らしい物質だからこそ、
それを最大限に活かして、社会に、世界に提示しなくてはなりません。
医師が担うべき役割は、主に3つあると考えます。
●臨床研究　●臨床行為　●公衆衛生
いずれも、単純な〝販売〟では務まらない内容です。

臨床研究〜CQをRQに要件定義する〜

薬学者が行う基礎研究に対し、臨床研究は実際に生身の患者に投与するため、医師の協力が必要不可欠です。TND1128というF1マシンの価値を最大限に引き出すためにも、その活用の方法、臨床研究について整理してみましょう。

まず、臨床研究は大きく二つに分かれます。

	証明したい命題が	研究デザインが	コストが
・介入研究	ある	極めて重要	高い
・観察研究	ない	ラフでよい	低い

臨床研究を取りあえず始めようとしたら、観察研究一択です。その中でも、記述的研究と呼ばれるものが最もシンプルな研究デザインです。私のような一介の開業医でも、負担感なく、すぐにでも始めることができます。実際、銀座アイグラッドクリニックでは倫理審査委員会の承認を取得した上で、5デアザフラビン（TND1128）を使用した観察研究を行っています。

そうして、プレリミナリー（前段階）なデータを蓄積させて、仮説を立てます。その仮説に基づいて、また観察をして、仮説の正しさを確信し、修正し。そうして、いよいよ、証明すべき命題を思いつきます。

介入研究とは、その証明すべき命題、仮説の正しさを証明するために行うものです。この「正しさの証明」のためには、研究デザインの設計がほぼ全てです。建築で言えば、設計図を描くことに相当します。設計図さえできてしまえば、あとは、粛々とこなすだけです。

こう考えると、観察研究では、正式な設計図を描く前段階のラフ画を描く、介入研究では、正式な設計図を定め、それに基づいて実際に建築する、行為になります。

このうち、医師にしかできないことは何でしょうか。それは、患者という生身の人間、生物モデルとして複雑系の人間に対する観察研究だと考えます。仮説を立て、証明すべき命題に変換する。専門用語で言えば、CQ（**C**linical **Q**uestion：臨床現場での素朴な疑問）をRQ（**R**esearch **Q**uestion：証明すべき命題、数式）に要件定義することです。

CQをRQに落とし込むことと、RQを解くことは別です。大学入試における数学の文章題でたとえるならば、前者は、

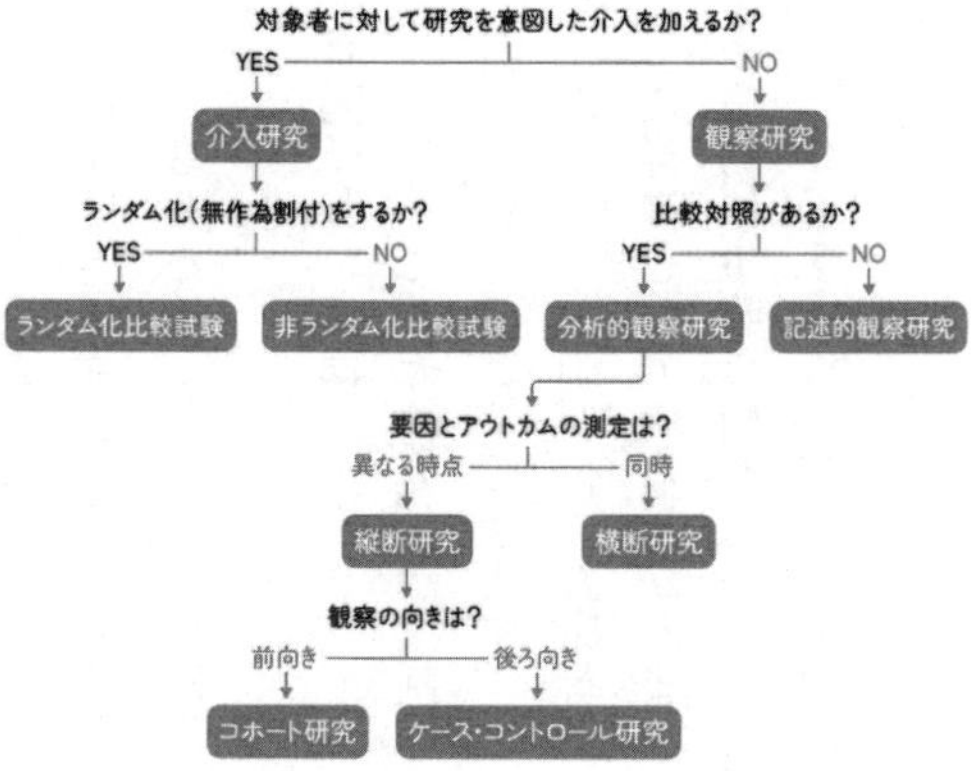

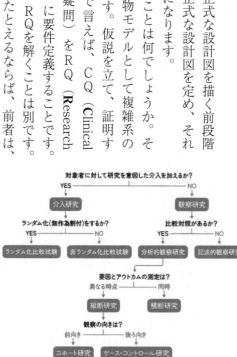

「図形の大小の問題」を「数式の不等式の証明問題」に落とし込む作業です。後者は、その「不等式を証明する」作業です。ＲＱの解決は、臨床に携わる医師よりもむしろ、数字や統計学に明るい統計家やデータサイエンティストの方が得意な場合もあります。もちろん、医師がその解決もできる方が好ましいのですが。

基礎研究を担う科学者と、臨床研究を担う医師と。そして臨床研究においては、仮説を立てる臨床現場の医師と、その仮説を証明する統計家やデータサイエンティストと。それぞれが役割分担し、協調することで、本当に価値がある物質を、いち早く社会実装に導くことができます。

医師は、この一連の流れの中心的役割を担うことが可能な職種なのです。医師が行う臨床行為に価値があり過ぎるが故に、この臨床研究が諸外国と比べてまだまだ軽視されている気がします。

確実に言えることは、臨床研究にも計画的に予算付けをして、戦略的に事業計画を立てないと、基礎研究領域の素晴らしい知財がいつまでたっても日の目を見ないということです。日本中の「医師という属性集団」を動かす必要性があると感じる理由の一つです。

臨床行為～診断的に治療をする～

臨床研究が「仮説立案と、正しさの証明」だとすれば、臨床行為は「正しさの追認、適応」といったところでしょうか。ただし、その臨床行為は、診断学に基づいていなくてはなりません。

５デアザフラビン（ＴＮＤ１１２８）などの先進的な物質を用いる場合、「患者を治療すること」では不十分です。本当に求められているのは、「診断学に基づき、〝適切に〟患者を治療すること」なのです。

この診断学を概念的にでも理解しておくと、新型コロナウイルス感染症に関する情報収集においても、ウイルスそのものに対する考え方、ワクチンに対する考え方、等が整理しやすくなります。個人的には、どうして、この診断学についての解説、情報発信が少なかったのかが不思議なくらいです。

実は、この診断学、学問としては比較的新しい学問です。特に、日本においては、壮年以下の医師の間では常識ですが、それ以前では馴染みがない可能性もあります。この診断学を学ぶために、ＥＲという医療ドラマが人気を博し、医師の研修先として横須賀米海軍病院や、沖縄県立中部病院などが人気でした。

事実、私が医学生だった頃、東京大学の教育プログラムに、症候学はあっても診断学は履修科目として無かった気がします。それゆえ、意識の高い同級生に連れられ、救急外来を訪れ、特別に「診断学」を実践的に指導いただいた記憶があります。10年以上も前のことですので、正確さの保証はできませんが。

現在の医療制度で言えば、総合診療医の医療行為が、最もイメージに合致します。具体的に見てみましょう。

仮に、血圧が150／110㎜Hgの患者がいたとします。この患者の血圧は、何が原因で上がっているのでしょうか。心臓の問題か、血管の問題か、腎臓の問題か、ホルモンの問題か、などに応じて、適切な治療法を提案していきます。ここに、「老化による血圧上昇」を来している可能性もあり得ます。正しくは、「老化に関連した血圧上昇」となりますが。第2章で取り上げたとおり、2019年にWHOが提唱したICD－11では、「老化関連の（aging-related）」というエクステンションコード「ST9T」が定められているのでした。

各種検査をした結果、やはり、「老化」が原因で30㎜Hg程度、血圧が上昇している可能性が高いと予想（仮診断）しました。すると、従来の降圧剤で血圧を下げる行為は、あくまでも対症療法に過ぎません。血圧上昇の根本的な原因は〝老化〟ですので、〝老化〟を治療するために5デアザフラビン（TND1128）を投与するのが正解です。結果は果たして。血圧が120／90㎜Hgになりました。実際に私が治療した患者実例の一つです。

このような治療行為のことを『診断的治療』と呼びます。治療を開始した段階では、診断はあくまでも仮診断でした。治療が奏効したことによって、結果的に、逆説的に、仮診断が正しかったと証明されたわけです。一般人のイメージでは、医師の診断は絶対的に正しくて、それに基づいて治療が行われると思いがちです。しかしながら、実際には、診断的治療の方が圧倒的に一般的なのです。仮診断をして、治療をする。治療が奏効したことによって、仮診断が確定診断となります。

では、仮診断が間違っていた場合にはどうなるのか。その情報を基に、再び、仮診断をし直します。そうして、診断的治療を繰り返し、やはり治療行為が奏効した段階で逆説的に、その段階での仮診断が確定診断となるわけです。一連の流れは、鑑別診断という用語で、医療現場ではごくごく一般的なものです。

だからこそ、診断的治療は負担が少ないものから試すべきです。次の治療法への移行も容易ですから。この観点から言えることは何か。それは、

『まずは老化を治せ。話はそれからだ』

となります。第2章で述べたとおり、従来の降圧剤などによる治療は、臓器ごとの部分最適、対症療法であるのに対し、老化の治療は全体最適、根本治療なのですから。負担が最も少なく、そして、最も効用が大きい治療法、それが『老化を治療する』ことの本質です。

繰り返しますが、5デアザフラビン（ＴＮＤ１１２８）は本当に素晴らしい物質です。だからこそ、思考停止して、単なる処方や販売に終始してはいけません。投与量をどうするか、投与方法をどうするか、投与の時間帯をどうするか、等の仮説を持ち、データを蓄積させるべきなのです。

診断学を駆使し、何の疾患に対して、どのような診断的治療をした結果、患者がこうなった。そのデータの蓄積があって初めて、診断学において最も重要な「統計」が揃います。臨床研究が「正しさの証明」ならば、臨床行為は「正しさの適応」です。そして、もう一つ。最後に扱う公衆衛生は「正しさの普及」に相当します。

公衆衛生～老化の疫学データベースを構築する～

臨床研究、臨床行為に加えて、医師が行うべき行為がもう一つあります。医師法を参照してみましょう。第一章総則、第一条には、「医師は、医療および保健指導を掌《つかさど》ることによって公衆衛生の向上および増進に寄与し、もって国民の健康な生活を確保するものとする」とあります。

すなわち、医師が担うべき役割には、臨床現場でのそれとは別に、公衆衛生における役割が期待されています。今回の5デアザフラビン（TND1128）にまつわる文脈で言うと、「老化」という疾患の疫学データベースの構築が該当します。臨床行為の丁寧かつ丹念な積み重ねによって、この疫学データベースの構築は近づきます。詳細を紐解いてみましょう。

診断学における検査前確率とは『疫学データ』そのもの

改めて、医師が行う診断を見てみましょう。診断は、予測（仮診断）に基づく治療（＝診断的治療）が成功して初めて確定診断となります。

実は、刑事ドラマで敏腕刑事が真犯人を特定するプロセスによく似ています。3人の容疑者が疑われる密室○○事件を想定してみましょう。新情報が入るたびに、容疑者の疑わしさが変動します。同様に、3つの疾患が（可能性として）疑われる場合も、新情報が入るたびに、疾患の疑わしさが変動します。

検査の前後で変動する疑わしさを、それぞれ検査前確率、検査後確率と呼びます。最初の段階では、３人がそれぞれ怪しいため、検査前確率は３人とも33％です。「被害者と金銭トラブルがあった」という情報が入ると、その人物が犯人である検査後確率は50％に高まります。さらに、事件の前日に口論をしたという目撃情報があると検査後確率は90％に跳ね上がります。一方で、「同時刻に別の場所にいた」というアリバイ情報が入ると、その確率は10％以下に下がります。このように、新情報が入るたびに、疑わしさが変わります。これを診断学では、検査前確率／検査後確率の変動と呼んでいるわけです。

すると、診断的治療とは「この容疑者が真犯人だ」と想定して行う最後の「カマ掛け」に相当します。検査前確率は90％程度といったところでしょうか。カマ掛けの結果、つい真犯人しか知り得ないはずの情報を口走ってしまい、結果的に真犯人と確定する（検査後確率が100％になる）シーンは刑事ドラマの定番です。

診断的治療とは、「その治療が奏効することによって、逆説的に診断の正しさが証明される（仮診断が確定診断になる）」ことに他なりません。「診断が正しいから治療が奏効する」のと対比すると、イメージが掴みやすいかと思われます。

では、この診断的治療の根拠は何なのでしょうか。刑事が行う「カマ掛け」は最終段階であり、容疑者が真犯人である確率、検査前確率が極めて高い状態なわけです。そこに至るための絞り込み、前段階は何がスタート地点なのでしょうか。

診断学の神様、ローレンス・ティアニー医師の言葉を借りるなら、患者のプロフィール（年齢と性別）と病歴聴取です。実は、採血による血液検査や、エコーなどの生理機能検査、CTといった画像検査などはすべて、この検査前確率を絞り込む一連の行為なのです。どの検査を行うべきか、その検査によって検査前確率が、検査後確率がどう変化するのか、の判断こそが最も重要なのです。

この、患者プロフィールと病歴聴取（既往歴・家族歴・喫煙や飲酒などの生活歴）は古典的な〝問診〟と呼ばれるものです。History Takingこそが、良い臨床医の生命線なのです。例えば、「突然の胸痛」を訴える患者。

・20歳男性　突然の胸痛
・20歳女性　突然の胸痛
・60歳男性　突然の胸痛

等の3例を挙げます。

主訴は「突然の胸痛」で全く同じです。ですが、プロフィールから20歳男性と、60歳男性で同じ病気を想像する方は少ないと思います。そこに、少しの追加情報を。

老化という病の疫学データベースの構築は、国家プロジェクトに他なりません。日本は世界に先駆けて高齢化社会に移行しています。健康長寿のデータを取得するにはうってつけの環境です。このデータベースを、諸外国に輸出することで外貨を稼ぎ、ＧＤＰを上げ、保険診療などの社会保障費の財源にすることも夢みています。

た。形成外科学会に未入会の私の施術動画が映し出されたことに、戸惑いの気持ちと嬉しい気持ちが混在していたことをよく覚えています。

後日、日本人初のメソガンU225認定指導医の資格も頂戴しました。尚、当時の経営企画部長の方は現在、社長に昇進していらっしゃいます。ミシュランの三ツ星クリニックを目指す上で、私の最初の成功体験であり、感慨深い思い出の一つです。

さて、このメソガンU225には、さらなる後日談があります。忘れもしない、美容外科学会が主催する学術集会の下部組織、メソセラピー研究会でのこと。発表スライドの事前提出のために会場を訪れた際に、ある年配の方が私に挨拶に来られました。関係者の方から「研究会の理事長」と伺っており、いちいち若輩者の私なんかに挨拶とは丁寧な方だなと感じていました。一般的な挨拶をそっちのけに、「○○がお世話になりました」と仰るではないですか。理事長職として多くの関係者に挨拶する中で、どなたか別の方と混同されていると思い聞き流していたところ、「●●○○です。乾先生に家庭教師の指導でお世話になりました」と。なんという偶然。実は、私の最初の家庭教師先、教え子のお父様でした。ご家庭訪問中は、一度もお父様にお会いしたことがなく、初対面がその学術会場でした。つくづく、このメソガンU225は、私の人生の物語性を強くするものだと感じる次第です。

尚、その最初の教え子は無事に、現役で東大理科III類に合格し、進学振り分けで東大医学部に進学します。最初の1年間は東大医学部アメフト部SCORPIONSにも所属し、大学のみならず部活においても、私の直属の後輩となりました。本当に良い思い出です。

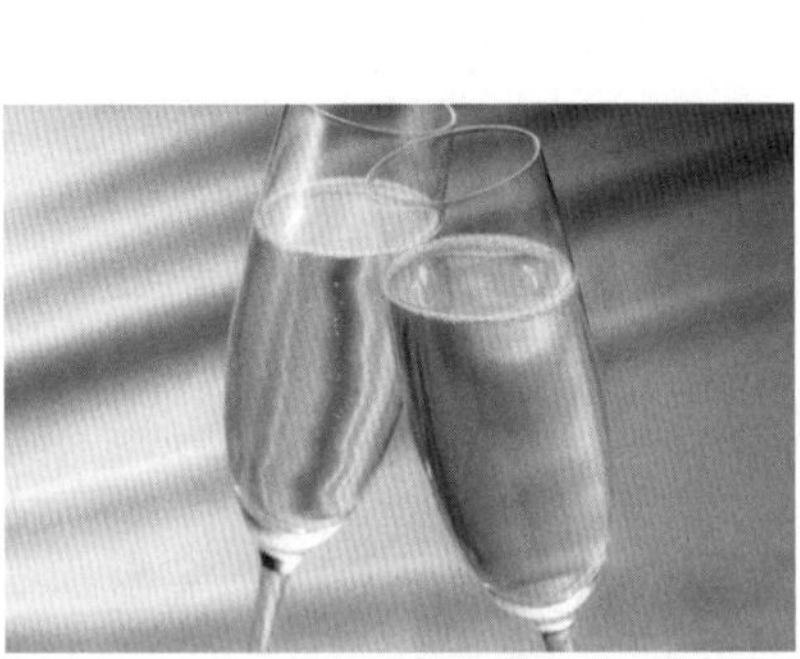

コラム ミシュランの三ツ星クリニック

私が経営する銀座アイグラッドクリニックの理想の将来像は、ミシュランの三ツ星クリニックです、と話しています。ミシュランガイドに医療機関の格付けはありませんが、主旨は伝わるでしょう。三ツ星レストランには定義があり、「そのレストランでの食事のために、旅行を計画する価値がある」という目的地性があるのです。ならば、そのクリニック版にしよう。当院に来院して、私の診察や施術を受けるために、銀座に旅行する価値を作りだそうと。

さっそく、ミシュラン三ツ星シェフがどのような取り組みをしているかを調べます。料理の方程式とは、素材×調理手段×シェフの腕と頭脳です。それぞれ、薬液×伝達手段×医師の腕と頭脳に対応します。世界中の薬液を探し求め検証しようという姿勢は、ミシュランシェフが理想のデミグラスソース作りを求めて濃厚なワインを開発、なんならワイン畑から取り組む努力にならいました。伝達手段については、ピザ職人が理想のピザ作りのために窯に拘るのと同じです。それでも、最後はシェフの腕と頭脳が勝負どころです。同様に、医師として、論文を読み、学術活動を行い、基礎研究者とも交流をする。その上で、自分自身のひらめきを信じてみたいのです。

私が美容皮膚科クリニックを経営しはじめた当初、何の強みもありませんでした。そもそも美容医療のトレーニング期間が乏しいのですから。何か一つでナンバー 1を取らないと、経営の観点からも話にならないわけです。最初のブレイクスルーは、メソガン U225 と呼ばれる薬液を皮下組織に伝達するための医療機器の〝扱い方〟でした。

メソガン U225 とはメトラス株式会社が国内流通を扱う未承認医療器具（医師個人の裁量で使用が許可される）ですが、営業担当の方に提案します。「このメソガンは、皮膚科専門の方、形成外科専門の方がお使いでしょう。でも、腹部外科と胸部外科の両方を経験し、外科学総論の視点を持った医師ならどう使いこなすか。他の医師の方々は、絶対に興味があるはずです。パネルディスカッションをさせてください」と。

営業担当の方も面食らったことでしょう。まさか美容医療業界で無名の医師から逆提案があるとは。私の熱量に根負けし、経営企画部長に連絡を取っていただきました。ありがたいことに、まずは、メトラス社が主催するセミナー Mebinar で〝外科医の思考回路に基づくメソガン U225 活用方法〟を披露しました。結果は、大成功。このセミナー動画の切り抜きが、形成外科学会が主催する全国規模の学術大会でも使用されまし

第9章
実臨床例紹介

本章では、実際に私が行った観察研究の症例を
10症例提示しようと思います。
これらの症例を見て、そんなことがあるのか、
と疑問に感じる症例もあるかと思います。
実臨床をしていて、ここまでの驚愕に
遭遇することも稀です。
是非、この感動を追体験してみてください。
YouTubeでも幾つかの症例を情報公開すると同時に、
一部の症例は医師向けの全国学術集会で
発表をしています。
それを契機に、より多くの医師の方と
議論、対談、共同研究が進んでいます。
では。

症例1：69歳　男性　Ⅰ型糖尿病

28歳時、人間ドックを契機に上記診断。HbA1c 13・0％前後。食事療法、運動療法、インスリン療法の併用治療を開始。HbA1cが7・5％程度で推移。40歳を過ぎた頃からHbA1cが8・5％程度で推移。

仮診断：膵β細胞のミトコンドリア機能不全によるⅠ型糖尿病

処方：5デアザフラビン（TND1128）（100mg）1カプセル朝1回経口投与
投与後1週間で、血圧が改善、内服していた降圧剤を中止。空腹時血糖が170mg/dl前後から130mg/dl前後まで改善。HbA1cも7・5％程度まで改善。採血データの脂質異常症も改善。

確定診断：老化に伴うⅠ型糖尿病、高血圧、脂質異常

高血圧のみならず脂質異常にまで改善効果があったのは完全に予想外でした。SASPの改善のとおり、老化に伴う炎症が改善されたと考えるのが自然です。そして、内服開始から1ヶ月後。5デアザフラビンの内服を中断したにもかかわらず、高血圧や脂質異常は改善したままです。一方で、血糖コントロールは数週間で軽度の増悪を認めました。その後、血圧は約3ヶ月以上に渡って服薬なしでコントロール良好でした。

高血糖による血管内皮細胞の障害を考慮すると、3ヶ月間も血圧がコントロール良好だったこ

とから、神経などによる調整能が上手くはたらいたといった類の機能性ではなく、何かしらの構造要因が変化した器質的な要因が影響したと考えています。現時点では、血管内皮細胞の老化細胞をアポトーシスに導いた結果である可能性を疑っています。再び高血糖になったことにより、血管内皮細胞に炎症が引き起こされ、徐々に高血圧を呈するようになったという仮説は、臨床経過と矛盾しません。基礎研究者と提携して、動物実験モデルでの詳細な検証をしてみたいと洞察をえた症例です。

症例２：85歳　女性　慢性腎不全

生来健康な女性。80歳時に心筋梗塞を発症し３ヶ月の入院。心筋梗塞は完治し退院するも、入院時検査で慢性腎不全の指摘あり。食事療法や各種民間療法を行うも、検査データ改善せず、透析の導入を検討。

仮診断：（腎細胞のミトコンドリア機能不全による）慢性腎不全

処方：５デアザフラビン（ＴＮＤ１１２８）（100㎎）１カプセル朝１回経口投与
投与後１ヶ月で、腎機能の改善を認め、透析の導入を回避。特段の副作用なく経過観察中。

確定診断：（腎細胞のミトコンドリア機能不全による）慢性腎不全

これは、予想どおり診断的治療が奏効した事例です。虚血性腎障害やプラチナ製剤（抗がん剤の一種）による腎機能不全は、ミトコンドリアの機能不全が原因とされる事例が多く、洞察の一助となりました。5デアザフラビンの投与以外に代替手段がなく、ダウンサイドリスクがない文脈での投与事例でした。とても貴重なデータだと思います。透析導入の回避は、患者個人のQOLもそうですが、医療費という社会保障費の抑制にも繋がるため、非常に意義の大きい一例だと考えています。

同様の症例は、同物質を提供している医師の先生方からも報告があります。症例数が蓄積した際には、慢性腎不全に対する同物質の投与を保険適応にすべく、介入研究を行うべきと考えています。財源が限られる昨今、年間数百万円する税負担が数十万に削減できます。患者本人のメリットに加えて、社会保障費の削減という社会が受ける恩恵も大きく、取り組む意義は極めて大きいです。

症例3：51歳　女性　冠攣縮性（かんれんしゅくせい）狭心症

父方親族10人のうち心臓病突然死が3名もいる家系。20歳頃から、自分自身も突然の意識消失を繰り返す。24時間心電図検査など含め、複数の総合病院で精査を繰り返すも、毎回、特段の異常を認めず。48歳の際、心臓カテーテル検査で誘発試験を実施し、冠攣縮性狭心症の診断（心臓に流れ込む動脈である冠動脈が痙攣して、末梢側に血流が途絶する発作のこと。血流途絶が続くと、心臓が壊死し、心筋梗塞に至る)。ガイドラインに則った治療を行うも、かえって発作を誘発し、自己判断で通院を途絶していた。

仮診断：なし（アンチエイジング目的での投与。処方時、冠攣縮性狭心症は既往歴と判断）

処方：5デアザフラビン（TND1128）（100mg）1カプセル朝1回経口投与
投与後1週間程度で、それまで頻回に起こっていた狭心症発作がなくなったことを実感。夜間も熟睡でき、QOLが著しく改善した。服用1ヶ月後には、狭心症発作の恐怖が消失し、精力的に日常生活を過ごしている。アンチエイジング効果も認め、肌の調子も良いとのこと。

確定診断：冠攣縮性狭心症

5デアザフラビン（TND1128）投与により、ミトコンドリアが特別に強力に活性化し、結果としてCa2+イオンが細胞外に排出される効能が得られた可能性があります。細胞内へのCa2+イオン流入を遮断するCa2+ブロッカー（狭心症治療ガイドラインにも採用あり）類似の効果かもしれません。Ca2+イオンの流入をブロックするのではなく、流入する以上に強力に細胞外にCa2+イオンを排出する、拮抗的作用による臨床効果を推察しました。冠動脈壁を構成する平滑筋の収縮が抑制された可能性がありますが、基礎研究では平滑筋よりも血管内皮細胞の機能が重要と考えられているようです。これもやはり、基礎領域で骨太な研究が待望される症例でもあります。もう一つの仮説として、神経細胞の安定性向上により自律神経の乱れが整った結果、発作がなくなった可能性を頭の片隅においてあります。

症例4：60歳　女性　喘息

幼少時より喘息発作が酷かった。周囲の環境の変化に伴うストレス過多で、54歳時には特別に喘息発作が増悪し、「喘息予防・管理ガイドライン2021」による喘息重症度分類では重症持続型であった。保険診療での加療で、症状の緩和を認めるも、夜間に目覚めたり、日中の活動に制限があったり、症状の消失を認めてはいなかった。

仮診断：なし（アンチエイジング目的での投与。処方時、喘息は既往歴と判断）

処方：5デアザフラビン（TND1128）（100㎎）1カプセル朝1回経口投与
投与後1ヶ月過ぎて、喘息発作が消失したことを実感。従来の喘息治療薬では、発作をコントロールできていても、気道に「ヒュー、ヒュー」という音を自覚していた。その音すら消失したことに本人も驚いている。喘息による日常生活の制限がなく過ごせている。結果、不眠症も改善し、服薬中断。一切の薬を内服することなく過ごし、QOLの著しい改善を認めている。

確定診断：喘息

5デアザフラビン（TND1128）投与によるミトコンドリア活性で、Ca2+イオンが〝特別に強力に〟細胞外に排出された可能性があります。先述の冠動脈の平滑筋収縮抑制と同様に、気道周囲の平滑筋の収縮抑制効果によると判断します。この2症例を経験した現在、平滑筋収縮が原因の他疾患、例えば、腸管蠕動の不調などに対しても、新しい治療方法となる可能性があると確信しています。難治性の便秘などに対しても効果検証をしてみたいです。

本症例では、附随して不眠症も改善しました。喘息発作による日常的な不安の解消が一助となったと考えられます。一方で、有害事象として肝機能障害を認めました。全身倦怠感を認めており、採血でAST／ALTの上昇を認めました。速やかに5デアザフラビン（TND1128）の服薬を中止し、休薬により肝機能障害は改善傾向を示しました。元々が小柄な体格であり、同物質の投与量を調整すべきと考えた事例でした。中長期で内服する場合には、投与量や投与方法の最適化を求めて、医療機関での定期的な診察が必要と考えています。

症例5：49歳　男性　頚椎症、後縦靭帯骨化症疑い、脊柱管狭窄症

生来健康な男性。35歳頃、右肩～右首に疼痛を自覚。マッサージや鍼灸などによる治療を試みるも、症状の改善は限定的だった。44歳時、近隣の医療機関を受診し、頚椎症、後縦靭帯骨化症疑い、脊柱管狭窄症と診断。手術による加療目的に都内の整形外科病院を紹介受診。手術に伴う合併症リスクと現在のＡＤＬ（**A**bility of **D**aily **L**ife　日常生活動作）を考慮し、経過観察中であった。当院を受診する前は、肩の痛みで腕が上がらず、スーツを一人で着られない、ゴルフはハーフスイングしかできない、睡眠中に痛みで覚醒する、程度だった。

仮診断：なし（アンチエイジング目的での投与。脊柱管狭窄症、頸椎症は既往歴と判断）

処方：5デアザフラビン（ＴＮＤ1128）（100mg）1カプセル朝1回経口投与
内服開始後1ヶ月で、症状の軽快を認めた。運悪く、内服開始後3週間で、助手席に同乗した乗用車が交通事故に巻き込まれ、肋骨骨折、むち打ち症を伴った。一時的に原疾患の症状増悪を認めたが、1週間後には軽快を認めている。投与後2ヶ月経過した状態で、スーツを一人で着替えることができ、ゴルフのスイング幅も広がっていることを実感。疼痛が原因で夜間目覚めることもなく、ＱＯＬは格段に上昇している。
また、健康診断では、ＨｂＡ1ｃや空腹時血糖値・中性脂肪・尿酸値の改善など、生活習慣病に関連する項目のほとんどの改善を認めている。

確定診断：頸椎症、後縦靭帯骨化症疑い、脊柱管狭窄症

〝特別に強力な〟ミトコンドリア活性化により、神経細胞が外部刺激に対して反応性が乏しくなった可能性があります。Ｃａ2＋イオンの流入が軽減されて、神経細胞に対する保護作用を報告した先行論文のとおりです。化学的なコーティング作用、保護作用とでも称すべき事象です。

頸椎や脊椎などが中枢神経や神経根に接触した（物理的刺激が発生した）際に起こる炎症の軽減に繋がったと考えます。結果、神経細胞のむくみ改善に繋がり、ごくわずかながら頸椎や脊椎と神経細胞との間にスペースが増したのではないでしょうか。増大したスペースの分は物理的な距離の生成に他ならず、症状の緩和に直結したと考えても矛盾しません。

症例6：47歳　男性　肝機能障害　痛風

生来健康な男性。飲食店を経営しており、接待や会食が多かった。33歳時、健康診断でγ－GTPが300以上、尿酸が9・0以上と指摘あり。食生活や運動習慣の見直しを図るも継続が難しかった。45歳時、健康診断でやはりγ－GTP636、AST55、ALT66と肝機能障害を指摘。一念発起し断酒を敢行。半年の歳月をかけて正常値になるまで治療を行った。その後、やはり仕事の都合で徐々に生活習慣が乱れ、47歳時、健康診断で複数回γ－GTPが300以上と指摘。前回同様、断酒すると共に、月に2回のNMN点滴を開始。開始3ヶ月でγ－GTPが150前後の頃合いに、知人から5デアザフラビン（TND1128）の紹介を受ける。

仮診断：アルコール性肝機能障害

処方：5デアザフラビン（TND1128）（100㎎）1カプセル朝1回経口投与
1ヶ月の内服でγ－GTPが90まで低下し、会食等での機会飲酒が可能となった。採血データの改善の程度が、NMN点滴よりも早かった体感があり、以降も内服を継続している。採血データを確認しながら、徐々に接待や会食の頻度を増やし、仕事と健康の両立を図ることができている。

確定診断：アルコール性肝機能障害、SASP

同物質では肝機能保護作用や痛風治療薬としての効能が期待でき、予想どおりの経過となりました。多忙な職種の患者にとっては通院時間の捻出も困難な場合があり、点滴ではなく内服で十分な効果が得られたことも大きいと考えます。自由診療領域では、点滴治療も高額な内容が複数ありますが、それらよりも費用対効果が高いことにも意味があります。約1年間、内服を継続していますが、心身両面ともに調子が良いとのこと。今後も継続して観察研究を継続すべき症例です。

症例7：89歳　女性　認知症

87歳時、日常生活の中で夫が異変に気付く。意味のない言葉をブツブツとつぶやいたり、言っていることがチグハグだったり。近医を受診し、心機能低下に伴う脳血流低下性認知症の診断。症状の進行が早く、診断1ヶ月後には着替え・トイレ・入浴などに介護を要するADL（Ability of Daily Life　日常生活動作）となった。そのまま食欲低下・筋力低下・意欲低下・失語症（大脳の問題で言葉を発することができない状態）を発症。認知症の診断2ヶ月後に5デアザフラビン（TND1128）の事を知人経由で知る。

仮診断：（脳神経細胞のミトコンドリア機能低下による）認知症

処方：5デアザフラビン（TND1128）（100mg）1カプセル朝1回経口投与
内服翌日に発語あり。そのまま内服継続し、1週間後には着替え・トイレ・入浴を一人でできる程に筋力や意欲が改善し、ADL（**A**bility of **D**aily **L**ife　日常生活動作）も改善。内服開始1ヶ月後には、社会的意味のあるコミュニケーションが回復し、夫に対する小言も復活。内服開始6ヶ月後には、簡単な読書ができるまでに回復。8ヶ月後には認知症発症の前と同様の状態となり、現在も経過観察中。（上記症例は「ホリスティック・ジャーナル」より転載）

確定診断：ミトコンドリア機能低下によるアルツハイマー型認知症

本症例は、第7章で取り上げたとおり、アルツハイマー型認知症の機序に対する洞察が得られる貴重な症例です。工藤佳久博士の仮説どおり、アルツハイマー型認知症の病態生理がアミロイドβによる神経毒性ではなく、同物質による末梢血流障害と考えると、本症例の経過は全く矛盾しないのです。100の血流で100の細胞が生きられると仮定します。60の血流になったら、60の細胞しか生きられず、血流が不足した40の細胞分の機能が低下します。しかしながら、5デアザフラビン（TND1128）によって、細胞一つ一つの代謝システムが改善し、血流が低下した虚血状態（細胞にとっては酸欠状態）でも機能を維持することができるとしたら。〝特別に強力な〟ミトコンドリア活性によって、ATPの生成が推進すること、マウスが酸欠状態でも移動能力を改善できた事象、からも一定の納得感を伴う仮説です。

本格的に脳神経細胞が死滅した状態、即ち、認知症が進行しきった状態での改善は期待が薄いかもしれません。ですが、発症早期の状態においては、脳神経細胞が完全には死滅していません。認知症の発症早期に5デアザフラビン（TND1128）を投与することで、認知機能は速やかに治療できる可能性があります。究極的には、認知症に対する健康診断目的に、同物質を予防的に投与することも検討の価値があると考えています。

症例8：59歳　女性　乳がん術後、経過観察中

54歳時、乳がんに対して手術を実施。術後ホルモン療法を併用し、エストロゲンの作用を抑制。結果的に、自身の身体から女性らしさが失われることに苦悩していた。副作用が酷く、術後ホルモン療法の中止を検討する程であった。

仮診断：なし（アンチエイジング目的での投与。処方時、エストロゲン不足）

処方：5デアザフラビン（TND1128）（100㎎）1カプセル朝1回経口投与

内服開始翌日に、低体温症が改善。平熱35℃台だったのが、36・5℃に上昇。個人の主観としては代謝機能が上昇した感じがし、肌と髪の調子の改善を自覚。肌のくすみが取れると共に、弾力が戻り、色調は健康的なピンク色に変化。また、髪もパサパサだったのがしっとりとツヤツヤになった。１ヶ月後には毛穴も目立たなくなり、３ヶ月後には肌年齢の計測で45歳の評価となった。過去、いかなる美容コスメを使用してもここまでに肌年齢が改善したことはなかったと感動した。

確定診断：（ミトコンドリア活性低下による）代謝機能低下

肌や髪質の評価は主観的な要素を含み、定量評価が難しいことが多い。しかしながら、肌年齢を計測しようと前向きな気持ちになったことは事実であり、その点の評価は揺るぎないものと考えます。また、ミトコンドリア活性によるＡＴＰ生成は、発電所での発電同様、体温の上昇と矛盾しません。まさに、基礎研究で得られたデータと合致します。代謝機能の低下による各種不具合に対して、５デアザフラビン（ＴＮＤ１１２８）の投与が有効と考える事例の一つとなりました。また、私の周囲の協力者は男性医師が多く、女性特有の悩みを深掘りし、洞察を得るためには女性医師の協力が必要不可欠だと感じた象徴的な症例でした。目下、女性看護師の協力を募るなど、多職種連携を模索しています。

症例９：79歳　女性　肝細胞癌Ｓｔａｇｅ４　ターミナル状態

32歳時、甲状腺の異常を指摘されバセドー病、橋本病の診断。50歳時、定期ｆ／ｕ中に偶発的に肝硬変を指摘される。69歳時、腹部CTで肝臓に腫瘤影を認め、経過観察。71歳時に肝細胞癌の診断。ADL（Ability of Daily Life　日常生活動作）との兼ね合いで抗がん剤投与を見送るも、75歳時に初回投与。78歳時、基礎体力の低下、肝腎機能低下により、全身性浮腫、胸腹水貯留著明。これ以上の積極的加療は不可能と診断され、自宅で緩和ケアの方針。

仮診断：全身性のミトコンドリア機能不全

処方：5デアザフラビン（TND1128）（100◆mg）1カプセル朝1回経口投与
内服開始3週間後、採血データで腎機能の著明な改善を認めた。掛かり付け医の診断により、再入院し門脈圧亢進症に対して門脈内カテーテルを留置。加えて、栄養製剤の投与目的に左鎖骨下静脈に中心静脈カテーテルを留置。全身性浮腫の改善を認め、胸腹水の減少を認めた。酸素マスクによる酸素投与を離脱しても呼吸苦の訴えなく、日常生活におけるADL（Ability of Daily Life　日常生活動作）の著明な改善を認めた。退院後は、肌が綺麗になった実感を得て、毎日手鏡をもってクリームを自力で塗布した。逝去の当日、往診した医師が利尿剤の増量を検討する程に印象が良かった。

確定診断：全身性のミトコンドリア機能低下

サーチュイン遺伝子の中でもｓｉｒｔ１活性化は腎細胞のミトコンドリア機能を改善することが知られています。抗がん剤、特にプラチナ製剤の投与や虚血再灌流障害、糖尿病性腎症、に対しては特に有効とする論文もあります。５デアザフラビン（ＴＮＤ１１２８）の投与により、ｓ ｉｒｔ１が活性化し、ミトコンドリアも活性化したものと思われます。また、全身の細胞のミトコンドリアが活性化したことにより、一つ一つの細胞の代謝が改善したと思われます。寝たきり患者に対する介護や、社会との関わり方を含める本人の自尊心など、医学的意義に加えて社会的意義の極めて大きい症例だと考えます。

症例10：51歳　男性　新型コロナウイルス後遺症

高脂血症（ＬＤＬコレステロール高値）を既往歴にもつ。50歳時、新型コロナウイルスに感染し、倦怠感や眩暈、筋力低下、食欲不振、睡眠障害などを発症。感染3ヶ月後には倦怠感が増悪、感染5ヶ月後にはほぼ寝たきりのＡＤＬ（Ability of Daily Life　日常生活動作）となり、仕事も休職。近医でコロナ後遺症と診断される。安静による経過観察で一旦は症状が軽快するも、再燃を繰り返していた。

仮診断：コロナ後遺症によるブレインフォグ、全身倦怠感

処方：5デアザフラビン（ＴＮＤ１１２８）（100㎎）1カプセル朝1回経口投与
内服開始すると同時に、整骨院に数日おきに通い始めた。休み休みしか歩くことができず、徒歩20分の整骨院までの通院が苦痛だった。内服開始2ヶ月程度で、倦怠感の改善を自覚する。週に数回７ｋｍ程のウォーキングが可能となる。食欲も戻り、車の運転も3時間程可能となり、徐々に社会復帰

をし始める。内服開始4ヶ月後程度で、職場の産業医と面談し、職場復帰の時期を調整している。

確定診断：コロナ後遺症によるブレインフォグ、全身倦怠感

やはり、診断的治療が奏効した事例です。代替手段がない中で、同物質を頼りに当院を受診いただきました。未知の感染症に対して有効な治療法は限定的であり、エビデンスの確立もされていません。しかしながら、脳神経細胞の機能低下がブレインフォグの、筋細胞の機能低下が倦怠感の、消化管上皮細胞の機能低下が食欲不振の、原因である可能性はあります。診断的治療として、5デアザフラビン（TND1128）の投与を試すのは合理的な選択肢だと思います。休職せざるを得ない状況においては、数万の費用負担で治療を試みる価値は絶対的にあると確信しています。

いかがでしょうか。ここで紹介した症例の他にも、シェーグレン症候群や橋本病などの膠原病の症状緩和や、交通事故後の慢性疼痛や激しい筋肉疲労などの症状緩和、果ては緑内障の軽快などの報告もあります。さらには、AGA（男性脱毛症）やED（男性機能低下）の改善など、コンプレックス解消に繋がった症例も多数です。女性の場合は、不妊治療で扱う卵子のグレード改善や、閉経後の月経再開、などの報告も。このような特異的な症例に対して、私たちはどう向き合っていくべきなのでしょうか。詳細は第10章に記載しますが、やはり、がん領域での活用や、

指定難病領域での活用に応用したいです。そのためには、生身の人間に投与する臨床研究に先行して、細胞モデルや動物モデルを活用した基礎研究の拡充が必須と考えています。この研究費を捻出するためにも、一般社団法人5デアザフラビン研究会を設立し、寄付金を募っています。読者の方からの応援をお待ちしております。

有害事象

一方で、有害事象もあります。肝機能障害が代表的な事例です。採血項目ではAST／ALTとして知られています。肝細胞が損傷を受けた際に、血液中に漏れ出す逸脱酵素です。採血以外で気付くには、なんとなくの倦怠感として訴えることが多い印象です。脱落症例があるため、本当の意味での正確な統計が取れているわけではないですが、0・05～0・10％程度の頻度かと思います。観察研究としては現状のまま継続する方針です。理由は二つ。投与の中止により全例、肝機能障害が改善していること。観察研究とは、観察者の洞察が全てであり、前提条件を極力変更しない方が、鋭い洞察が得られるだろうからです。

もう一つ、有害事象の紹介です。通常は育毛効果の報告の方が圧倒的大多数ですが、脱毛の可能性を考慮する事例が1例のみあります。もともと、症状が進行しており、他の一般商品の使用の時期と重なっていました。複数の要因が絡まっているため、5デアザフラビン（TND

1128）の副作用と考えるには、あまりに短絡的ですが、頭の片隅には入れています。他に類似の報告があった際には、本格的に検証してみようと思っています。

累積で1000名程度の患者に対して処方した結果が、上記程度の有害事象にとどまるのであれば、特段の大きな問題はないのではないかと考える次第です。

コラム 父親に飲ませたかった5デアザフラビン（TND1128）

過去、雑誌取材でも回答した内容ですが、父親は大学教授として退官のその年に逝去しました。すい臓がんの発見から半年での逝去はそれなりに早い方だと思いますが、医師として患者診察をしていたら、そのような事例は日常的に経験します。初回の抗がん剤治療によって脳梗塞を合併したことは余計だったかと思いますが、かと言って、今振り返っても同じ選択をするでしょう。免疫治療や遺伝子治療などの自由診療を含めて、個別化医療を検討するのは、初回の抗がん剤治療の後だと考えています。治療方針に関しては、本当に、是非も無しと考えています。

一方で、家族としての看護や介護は別の話です。私自身、当時の勤務先から父親が入院する病院まで足繁く通いましたし、母親もどこにそんな体力があるのだろうかと思うほどに、寄り添っていました。兄は、流石に心臓外科医。多忙さと代替人員の不足から訪問は限定的でした。

そんな最中、一つの事件が起こります。父親と母親に、最後に二人きりの時間をプレゼントしようと、思い出のホテルでのデイユースを手配します。介護タクシーの手配、ホテル側の受け入れ体制の確認、等、各種段取りを踏んで、実行に移します。どんなに限られた時間だとしても、できることを全てしたかったのです。そして、部屋を離れている間に、ホテル内に併設の中華料理店の看板を見付けます。食事の摂取は難しいけれども、喉越しのよい杏仁豆腐かマンゴープリンなら、大丈夫なのではないだろうか。ホテルのインルームダイニングの電話経由で、本当に急に無理なお願いを聞いていただきました。ほんの数口だとしても、他の何物にも代えがたい喜びがありました。

ただ、当の本人は、本当に疲れたようです。父親に不本意な思い、無理をさせたのではないか、と母親が動揺する程に。そして、その時間に立ち会えなかった兄にとっては、私の暴挙のようにも映ったようです。医療一家ゆえ、医療の在り方については多くを語らずとも、分かり合えていました。しかしながら、盲点だったのは、看護の在り方、介護の在り方については、私たち家族は相互の理解が不足していました。後悔しているわけではありませんが、もう少し上手く振舞えたかなという思いが残っています。

もしその時、5デアザフラビン（TND1128）を手にしていたなら。迷うことなく、私は父親に摂取を勧めたでしょう。がんのターミナル状態において、最早、それ以上のダウンサイドリスクはありません。がんの治療目的ではなく、生活の質QOLの向上目的です。寝たきりの状態から、車いすに移乗するのも辛かったろう。リクライニングベッドとは言え、座位を維持するのも辛かったろう。最後の思い出を作るにしても、もう少し楽にそうさせてやりたかった。5デアザフラビン（TND1128）が全てを救えるわけではありませんが、その可能性はあったのではないかと思う次第です。

第10章

本当に役立つ
患者のための
意思決定ガイド

新型コロナウイルス感染症やワクチン接種の普及など、
昨今、Evidence Based Medicineの重要性が
声高に叫ばれています。
医学的根拠に基づいて医療が語られることは
歓迎すべき風潮です。
しかしながら、エビデンス（証拠・根拠）さえ
あれば良い、エビデンスがないものは無価値だ、
という極論がはびこるのも間違いです。
本段落を通じて、
エビデンスを尊重しつつも絶対視せずに、
「たかがエビデンス、されどエビデンス」という
相対化した姿勢が参考になればと思います。
エビデンスの奴隷になってしまうと、
「患者を救い、社会を救う」という本質から、
逆に遠ざかってしまうのです。
詳しく見ていきましょう。

リスク回避の一例として、「紛争地域への渡航を避ける」などがあります。紛争地域へ渡航すると、誘拐などをされる確率は高く、そのインパクトは大きいです。頻度も「大」、インパクトも「大」の場合、渡航という行動そのものを「回避」するのが合理的なわけです。

一方で、生命保険などの場合。日常生活で突然死する可能性は低いですが、万が一に備えて保険に加入している方は多いはず。これは、頻度は「小」であるものの、インパクトが「大」であるため、そのような事態のリスクに対して保険を掛けるのが正解です。背負うべきリスクを、自分自身および家族から、保険会社に対して「移転」させているわけです。

他に、リスク「予防」の代表例としては、毎日の歯磨きでしょうか。虫歯になる頻度は「大」ですが、インパクトとしては「小」でしょう。また、頻度もインパクトも「小」である内容は、日常生活にありふれています。そのようなリスクは無視するのが合理的です。実際には、リスクを無自覚のうちに「保有」し続けているわけです。

このように整理すると、頻度の軸と、インパクトの軸は、別物として語られるべきであることが伝わるかと思います。

改めて、エビデンスを見てみましょう。エビデンスとは、頻度に関しての話であって、インパクトの大きさとは無関係に語られているのです。エビデンス至上主義が陥る最大の落とし穴はここにあります。

医療現場において、頻度は「小」であってもインパクトが「大」である治療方法の存在そのものを否定してしまうのです。最悪の場合、救えたはずの生命を取りこぼすことすらあり得るのです。

Science Based Medicine の重要性

エビデンスは重要ではあるけれども、エビデンスが有効な文脈で追求しなくてはなりません。では、エビデンスが有効ではない状況では、何を頼りにすべきなのでしょうか。この答えの一つが、サイエンス（Science）科学であり、ケーススタディーとしてのケース（Case）事例だと考えます。

何かを主張する際の根拠として、その根拠の確からしさには三段階あります。

・事例　Case
・科学　Science
・証拠　Evidence

と分けると伝わりやすいでしょうか。

第一段階として、最低限、先行事例としてのCaseがあること。この場合は、n＝1（nはnumber の意味）と評価されます。では、次の二例目ではどうだろう、三例目はどうだろうと、仮説を立て、どうやらこれが正しいのではないかと科学Science に基づいて仮説検証を繰り返すのが第二段階です。最後に、その仮説が本当に再現性をもって正しいかどうかを統計的に検証して、初めて証拠Evidenceとなるわけです。n＝１０００の時もあれば、n＝１０００００のことも、n＝１０００００のこともあります。これは、母集団の大きさにも影響されます。

一般的に語られる「事実」とは、ほとんどが事例としてのCaseを語っており、n＝1の特殊例であったり、せいぜいn＝10～100程度のデータであったりするに過ぎません。一方で、トレーニングを受けた医療従事者が語る「事実」とは、対象ごとに適切なn数を設定し、再現性を伴うEvidenceを意図しています。

新型コロナウイルス感染症やワクチンをめぐる報道においては、特に、このCaseとEvidenceが混同して報道されていました。Case、Science、Evidence。この三層のうちのどの階層での主張なのかを意識するだけで、随分と、冷静な判断ができるようになるはずです。

改めて、5デアザフラビン（TND1128）による治療を見つめ直してみましょう。本章で紹介した事例はいずれも、Caseとしての正しさを主張しているにすぎません。そして、そのCaseから「老化の本質」を読み解き、仮説を立て、老化を科学しているのです。Caseだけに基づいて行う医療は相当に制限されます。生身の人間に投与するのならば、最低限、Case Based MedicineではなくScience Based Medicine程度には仮説が立案されているべきです。

同時に、そのScience Based Medicineの先にはEvidence Based Medicineを目指す姿勢を持ち合わせること。このScience Based MedicineとEvidence Based Medicineの両方のバランスを絶妙に取るのが、これからの医師に求められているのではないでしょうか。

かつて、メンデルの遺伝の法則も、ニュートンの万有引力の法則も、観察研究から生まれました。最初は、常に、事例としてのCaseしか捉えることができないのです。丹念に、丁寧に、観察して、ある日突然、背景に隠れている一般法則を思いつく。仮説を立て、それを検証し、その仮説は別の事例Caseに裏切られ。その繰り返しで初めてScienceの領域に踏み出します。いよいよこれだ、と考えたことを学術界で発表し、時と空間を超えて再現性のある真理と認められてやっと〝法則〟になるのです。

5デアザフラビン（TND1128）の観察研究には、そんな意味合いがあるのです。丹念に、丁寧に、観察して、ある日突然、裏側にある「老化の本質」の辺縁を掴む。なので、私は観察研究に協力いただいている患者の方に毎回話しています。一緒に社会を良くしましょう。一緒に老化の本質を解き明かしましょう。と。

50－50で1億円当たる宝くじ

Evidence Based Medicineの重要性を認めつつも、同時にその落とし穴について説明しました。5デアザフラビン（TND1128）のような先進的な物質の臨床使用はScience Based Medicineに基づくべきことも。そして、実臨床の現場では、私はいつもこう説明しています。

「50％－50％で1億円あたる宝くじを想像してください。いくらなら購入されますか？」

Evidence Based Medicine の観点からは、50％の確率で損をするなんて論外。価格以前に、そもそも打率が低すぎて検討の対象外、という思考回路になります。医学的見地、特に統計学的見地からは、これは正しいです。ですが、違和感を持つ読者の方のほうが多いのではないでしょうか。社会的な正しさとは異なるのです。これがよくある誤解の一つ目。

そして、次によくある誤解が、期待値の視点から、「5000万円以下なら買う」という考え方です。極端な例ですが、自分の子供が紛争地域へ渡航して拉致され、明日までに身代金を1億円要求されているとします。手元にはかき集めて6000万円の現金。子供の命の安全と、金銭と、価値観は人それぞれでしょうが、子供の命の安全が確保できるかどうかの二択が主となる読者の方は一定数いるかと思います。この場合、期待値として損をする可能性があることが分かっていても、子供の命の安全が手に入る確率は0％から50％に跳ね上がるわけです。単純化した話ですが、期待値によって意思決定も違うということが伝わるのではないでしょうか。

こうして見ると、何をもって5デアザフラビン（TND1128）を勧めるかが明確になります。「当たった時のインパクトが大きいから」に他なりません。そして、そのインパクトがどの程度大きいかのヒアリングも重要です。人によっては1億円は大金ですし、人によっては1億円ははした金でしょうから。結局は、前提となる患者プロフィールの把握が重要なのです。まさに、診断学の実践に他なりません。

ワーストシナリオを避ける

診断学とは、医者の思考回路を説明したものです。読者の方にとって、もっと単純で、汎用性のある方法があります。それは、

・ベストシナリオ（インパクトが最善）
・ワーストシナリオ（インパクトが最悪）
・蓋然性が高いシナリオ（頻度が最高）

の三つを想定することです。そして、ワーストシナリオを避けるだけで、随分と意思決定は楽になるかと思います。この思考回路は、金融商品の投資や、人材採用、各種経営判断の場面でも有効です。意思決定の原理原則とも言えます。これを、患者として受ける医療行為に適用すればよいのです。

三番目の蓋然性《がいぜんせい》とは「客観的な要素に基づく、物事や事象がおきる確からしさ、程度」の事です。即ち、蓋然性が高いとは「エビデンスがある」ということです。すると、意思決定総論とで

もいうべき原理原則の観点からは、蓋然性が高いという理由、即ち、エビデンスがあるという理由だけで意思決定すべきではないと伝わります。より良い意思決定のためには、「ワーストシナリオは何か。ベストシナリオは何か」を程度の差こそあれ考慮すべきです。これは、物事が起こった時のインパクトの大きさを考慮すべき、とも言いかえることができます。

ワーストシナリオのインパクトが限定的ならば、ダウンサイドリスクが無いと言えます。その場合は、迷う必要はありません。実際の意思決定をして、悪くなることは無いのです。駄目ならば、仕切り直して、次の意思決定をすればよいのです。

5デアザフラビン（ＴＮＤ１１２８）のような新規性のある物質に対しても同様です。このままだと腎不全が進行しすぎて透析導入になってしまう。糖尿病のコントロールが不良で、網膜症による失明や、血流不全による壊疽に対して足趾を切断しなくてはならない。コロナ後遺症でブレインフォグが酷く、社会復帰できそうにない。このような場合は、それ以上に失うものは限定的で、ワーストシナリオもたかが知れていますので、内服を推奨しても良いのではないかと考えます。

一方で、20歳代の方のアンチエイジング目的の服用には慎重派です。私自身が運営するＹｏｕＴｕｂｅチャンネルでも動画で解説していますが、極論、あと10年待っても良いと思うのです。10年後でも、まだ30歳代です。それまでの10年間で新規情報などが出てくる可能性もあります。ワーストシナリオは、その10年間で何かしらの長期副作用が報告されることです。この10年間を待つことができるのが、若者の特権です。ワーストシナリオを見定める慎重さも持ち合わせる必要があります。これも、診断学の観点で言えば、プロフィール情報に基づいて診断していることになるのですが。

高リスク・アプローチから高ベネフィット・アプローチへ

ここまでエビデンスの重要性を認めつつも、エビデンスを相対化する〝姿勢〟を述べてきました。しかしながら、実は、このエビデンス〝そのもの〟に対する捉え方に、大きなパラダイムシフトが起こっています。そして、それを主導しているのが、エビデンスに関する論述で有名なＵＣＬＡの津川友介医師と京都大学の井上浩輔医師です。Machine-learning-based high-benefit approach versus conventional high-risk approach in blood pressure management という論文は公開されるやいなや、医学界で大きな話題となりました。

従来のエビデンスは、「その疾患を発症する確率が高いかどうか」「その治療法が有効である可能性が高いか」という意味での高リスク群、即ち〝頻度〟だけを追求してきました。しかしながら、今回の論文の問題提起は、高ベネフィット群、即ち、「その疾患を予防したり治療したりすることで、どの程度〝効果〟が高いかどうか」という〝インパクト〟を軸に、新しいエビデンスの在り方を提唱しています。

リスク・マネジメント、リスク・コントロール総論では、〝頻度〟と〝インパクト〟それぞれの大小によって、合理的な行動が4つに分類されていました。この考え方が、エビデンスそのものに適応されたわけです。同じエビデンスという表現でも、従来型の意味合いと、今回の論文が意味するものは大きく異なります。エビデンスの概念そのものがアップデートされつつあるのです。〝インパクト〟の概念は最早、エビデンスが出ないものや、現時点でエビデンスが不足しているものに対する、Science Based Medicine の領域のみならず、Evidence Based Medicine そのものに対しても無視できない潮流なのです。

この新しいアプローチを可能にしたのが、機械学習という昨今話題のテクノロジーに他なりません。

従来のEBMは、下図の赤枠①④マトリクスに治療介入をしてきました。②の低リスク高ベネフィット群に対しては、治療介入をしてこなかったのです。しかしながら、その②群の患者の中には、治療介入によっ

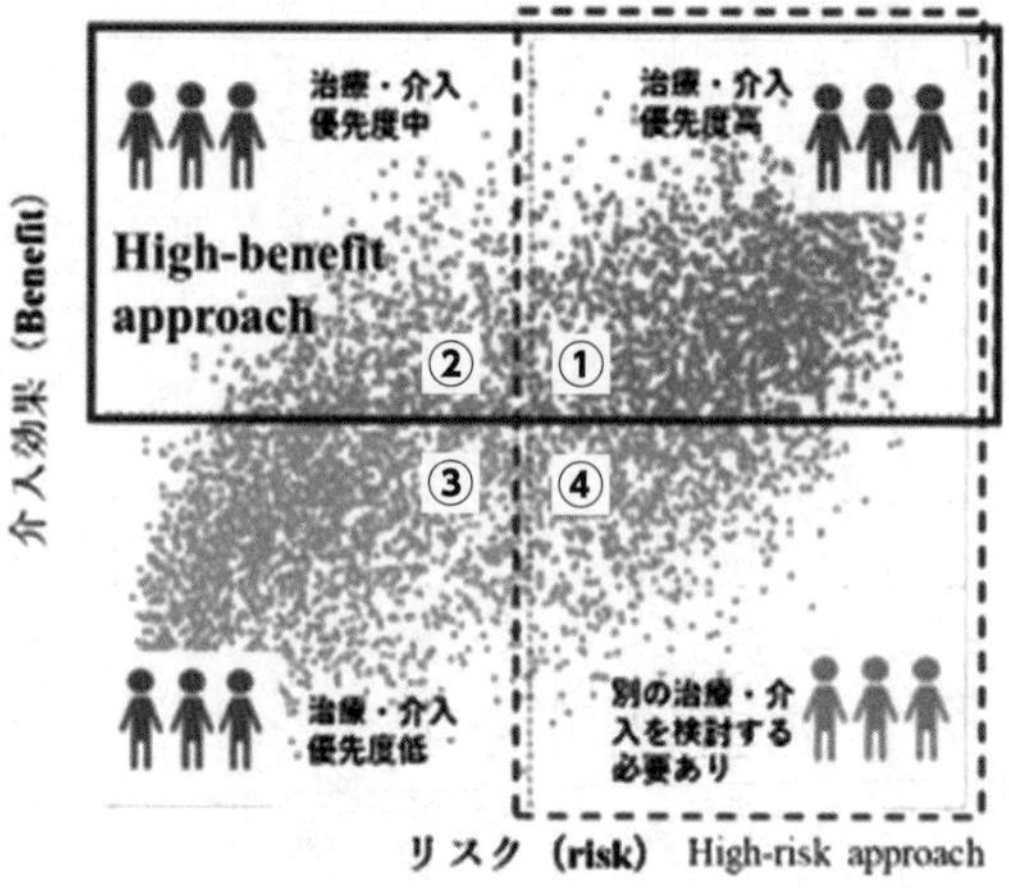

Inoue K et al., Machine-learning-based high-benefit approach versus
conventional high-risk approach in blood pressure management
International Journal of Epidemiology, 2023

て高ベネフィットが得られた方が一定数いるのです。

この、零れ落ちてしまった患者に対して、どう向き合うか。これが、ＥＢＭの落とし穴であり、エキスパートオピニオンが絶対的に必要な根拠の一つです。

これに対して、井上博士は、機械学習モデルを活用して、高ベネフィット・アプローチを提唱しています。

高血圧を対象としていますが、老化を対象にした、機械学習モデルの設計も、将来は叶うのかもしれません。そのためにも、老化という病の疫学データベース、分類表作成を目指す動きは重要と考える次第です。

第8章の公衆衛生の項目で述べた、〝老化の分類表を作成する〟というアプローチにおいても、機械学習は極めて有用だと考えます。医療の在り方が、今まさに、動きつつあるのです。このような背景を踏まえることで、読者の方が、より良い医療体験を得られることを祈っています。

コラム 飲む受験対策

一部の患者の方に聞かれます。実際に、乾先生は服用を推奨されるのでしょうか、と。これに対する答えは、その方の状況による、です。基本的に、私より一回り年齢が上の方に対しては、積極的に推奨こそしないものの、飲まない理由はないと思っています。では、私よりも一回り年齢が若い方に対してはどうでしょうか。

実際には、この5デアザフラビン（TND1128）は「飲む受験対策」になる可能性を秘めています。第9章で紹介した認知症が改善した症例の他にも、私と同年代で記憶力が向上した方は複数名いらっしゃいます。基礎研究のデータでも、シナプスの生成、記憶力の向上が期待できるという説明には、一定の支持が得られそうです。

しかしながら、やっぱり、分からないのです。若年者に実際に投与をして、その結果を何年も追いかけた症例など、無いのですから。もし仮に、自分の子供が受験勉強をしていると仮定したら。飲ませるかどうかを想定した時、私は以下のように答えています。

「出来が良いならば、飲ませない」

「出来が悪いならば、飲ませる」

と。

これも、ベストシナリオ、ワーストシナリオ、蓋然性の高いシナリオを天秤にかけてのことです。仮に、将来のノーベル賞候補の対象物質だったとしても。盲目的に崇拝するのではなく、適切な距離感が必要だと感じます。

尚、受験シーズンというと、キットカットや、頭脳パンなどが売れ筋商品として知られています。これ等は、販売戦略が抜群でした。勝ちたいという消費者の気分に訴えかけて成功した商品です。5デアザフラビン（TND1128）でも、このような訴求ができるよな、と考えるのは経営者として非常に楽しい知的作業の一つです。しかしながら、やはり、医師免許がそれを許しません。医師免許というものにも、なんとも不自由な制約があるのも事実なのです。

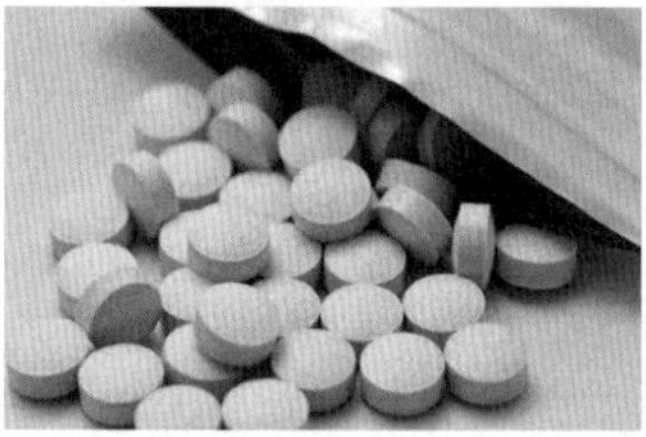

第11章

飲む健康診断／飲む健康習慣

第９章では、実臨床例を紹介しました。

これらの症例を鑑みるに、最早、５デアザフラビン（TND1128）の投与は、

『飲む健康診断』なのではないかと思えてきます。

項目は『ミトコンドリア機能不全による臓器の機能低下』です。


マッサージを受けて身体の状態が良くなって初めて、身体の不具合に気付くように。

スポーツトレーナーの指導を受けて初めて、可動域制限があったことに気付くように。

ミトコンドリア活性によって不具合が改善して初めて、ミトコンドリア機能低下症による症状に気付くということは、十分にあり得る話です。

第８章で再三取り上げたように、
『飲む健康診断』とは診断的治療に他なりません。
疫学データベースを基に、プロフィールや病歴に基づき、
診断学に基づいて診断し、最後は診断的治療をします。
効果があったことによって逆説的に、仮診断が確定診断となるのです。
一方、外れた場合はどうか。それでも良いのではないでしょうか。
「ミトコンドリア機能不全による各臓器の機能低下は無かった」と診断できます。
健康診断の項目に引っ掛からなかったのです。喜ばしいことではないですか。

さらに一歩踏み込んで、「老化という病」の疫学データベースに基づき、
一定の年齢以上の方には全員に予防的に推奨してもいいのかもしれません。
ベーシックインカムの議論同様、そちらの方が予防医療の考え方に合致し、
医療費が抑制できる可能性もあり得ます。
この発想は荒唐無稽な話ではありません。類似の先行事例があるのです。
TAME trialをご存知でしょうか。
１錠10円の薬剤で、万人の健康寿命が延長するかどうかが、
現在進行形で検証されているのです。

TAME trial

メトホルミン（英語ではメトフォルミン）という薬をご存知でしょうか。日本でも糖尿病の治療薬として日常診療でもよく活用されています。この糖尿病の治療薬が、老化に対する治療薬として検証されています。米国で大真面目に、米国加齢研究連合会（ＡＦＡＲ）主導で臨床研究が行われています。それがＴＡＭＥ（**T**argeting **A**ging with **Met**formin）Ｔｒｉａｌなのです。ボーディングメンバー（主要メンバー）はメトホルミンに対してＦＤＡの承認を得ることが目的だと公言しています。

実際に、米国中から、67～79歳の患者を３０００人集め、14の代表的な研究施設で6年間もの期間にわたり、検証を行います。第8章で解説した臨床研究の用語で言えば、「メトホルミンで寿命が延びる」ことを証明すべく、介入研究が行われているのです。

適応	介入
糖尿病	インスリン
心疾患	スタチン
加齢／老化	メトホルミン

という構図です。第8章では、臨床研究は二つに大別されると述べました。「証明すべき命題を明確にする」ための介入研究と、「仮説を思いつき、証明すべき命題を設定する」ための観察研究と、でした。TAMEが介入研究ということは、既に観察研究が行われていたということです。3000人を6年間にわたり、14の代表的な施設で追いかける程に予算と時間を掛けることが合理的と思える程の研究です。メトホルミンとはいったい何なのでしょうか。

メトホルミンの歴史は古く、その起源は中世の時代にまで遡ります。日本でいうところのヨモギのようなものでしょうか、ガレガソウ、別名フレンチ・ライラックという薬草が知られています。このガレガソウの中には、グアニジンという化学物質が含まれており、これが、メトホルミンの主成分に繋がるわけです。メトホルミンという錠剤としても60年以上にもわたり処方され、世界中で使用されてきました。実際、WHOが策定する「WHO必須医薬品モデルリスト」にも定められています。そして、特筆すべきは、効果や安全性のみならず、その経済性です。日本では薬価が定められており、250mg錠剤1錠あたり9・8円です。約10円として、患者一人あたり1日30円。30日分の処方をしても、月額1000円に収まるわけです。

こうして、糖尿病治療を目的に世界中から投与データが蓄積していくことになるのですが、研究者たちが不思議な事実に気付きます。メトホルミンの投与群は、非投与群に対し、健康で長寿だ、と。むしろ、健康で基礎疾患がなかった群よりも、少し不健康でメトホルミンを投与された群の方が、健康なのではないかという可能性すら指摘され始めました。

過去に〝糖尿病を治す作用〟を期待して投与した膨大な数のメトホルミン投与例を、〝老化を治す作用〟という新しい切り口で、再検証し直したわけです。図表でいうところのコホート研究に相当します。観察研究としては、単なる記述的研究とは意味合いが大きく異なります。メトホルミン投与により老化が治る、という「正しさの証明」のための介入研究に速やかに移行するのは当然の思考回路です。TAME trial自体は現在も粛々と進行中であり、実際にあと数年以内に、老化治療薬としてメトホルミンが承認される可能性もあるのです。

正しさが証明された暁には、老化という疾患の疫学データベースに基づき、一定の条件を満たす集団に対しては、予防的にメトホルミンの投与が推奨される可能性があります。同様に、ミトコンドリアブースター、サーチュインブースターの予防的投与も検討の価値があると予想します。これらは予防医療の観点から、医療費の抑制に働く可能性もあり、今後の検証が注目されています。

メトホルミンの作用

メトホルミンを服用すると、ミトコンドリアでの電子伝達系の最初の動きを止める働きをします。第6章でみたように、エネルギーサプライは、解糖系@細胞質と、TCA回路（クエン酸回路）＋電子伝達系@ミトコンドリア、でした。1つのグルコースから、解糖系では2ATPの生成、ミトコンドリア内のTCA回路／クエン酸回路＋電子伝達系では36ATPの生成が可能です。うち、TCA回路／クエン酸回路では2ATP、電子伝達系では34ATPの生成に分けられます。ミトコンドリアが機能することで、グルコースからのエネルギー効率は格段に跳ね上がるわけです。しかしながら、ミトコンドリアでの電子伝達系の機能を止めるメトホルミンは、エネルギー効率を下げて、グルコースの凄まじい無駄遣いを始めます。解糖系が強力に推進され、結果として、血液中のグルコース濃度が低下し、血糖値のコントロールに有効だというわけです。

このような状況の中で、重要な役割を担うのはAMPK（アンプキナーゼ）と呼ばれる酵素です。細胞内のエネルギー代謝の状態に対応する司令塔のようなものだと思ってください。細胞内では、

AMP　↕　ADP　↕　ATP

の変換が起こっています。頭文字のAはアデノシンの意味です。M、D、Pはそれぞれ、mono、double、triple です。1つ、2つ、3つ、という意味です。そして、Pはリン酸を意味します。団子三兄弟のような串団子を想像してみてください。団子＝P（リン）です。その串に、団子が一つ刺さっている状態、二つ刺さっている状態、三つ刺さっている状態、です。そして、細胞内のエネルギーのやり取りは、この団子＝P（リン）のやり取りで行われています。このAMP、ADP、AMPの状態を感知して、細胞内に指令を出すのが、AMPKの役割です。

メトホルミンには、このＡＭＰＫの活性化の役割があります。他にｓｉｒｔ１の活性を高める役割も。これが意味することは何か。第５章のＮＡＤワールド同様、サーチュイン遺伝子という遺伝子発現システムと、生体内の代謝システムが関係しているということです。

ｓｉｒ２パラドックス

サーチュイン遺伝子、ＡＭＰＫが、どうやら健康長寿、老化に関係しているであろうことが分かりました。ここではもう一つ、ｍＴＯＲ（エムトア）について取り上げます。ｍＴＯＲのｍとは、機械的を意味するmechanisticの略ですが、当初は哺乳類を意味するmammalianの略との通説でした。そして、ＴＯＲとは、ターゲット・オブ・ラパマイシン（**T**arget **Of** **R**apamycin）のことです。ｍＴＯＲの重要性が指摘されるようになった背景には、ｓｉｒ２パラドックスとでも呼ばれる背景がありました。

第4章では遺伝学の見地からｓｉｒ２による酵母の寿命延長効果を取り上げました。ところが、このｓｉｒ２の活性化により逆に寿命が短くなる可能性が指摘されたのです。酵母とは単細胞生物であり、ヘイフリック限界のように、分裂回数を寿命として計測していました。〝分裂寿命〟とでも呼ぶべきものです。しかしながら、細胞分裂をしてから次の細胞分裂に至るまでの間、〝経時寿命〟とでも呼ぶべきものが、ｓｉｒ２の活性化で短縮することが判明します。さらには、サーチュイン遺伝子の代表格であるｓｉｒｔ１遺伝子がないマウスでも、酸化ストレスに耐性を持ち、小ぶりで、寿命こそ延びないものの健康になっている様子が観察されました。ｓｉｒ２／ｓｉｒｔ１は無い方が良いとする説が浮上したのです。このｓｉｒ２パラドックスとは何なのでしょうか。

これを解決したのが、ワシントン大学のケーバーライン博士と、サンフランシスコのバック研究所のブライアン・ケネディ博士でした。〝経時寿命〟が延びている酵母は全て、ｓｉｒ２の活性化だけでなく、ｔｏｒ遺伝子が抑制されていることを突き止めます。そして、ｔｏｒ遺伝子の抑制により、〝経時寿命〟だけでなく〝分裂寿命〟も延長することを確認しました。

ｓｉｒ２遺伝子の活性化により、ｔｏｒ遺伝子の抑制が起こり、寿命が延びることが判明しました。今度はｔｏｒ遺伝子の産物であるＴＯＲに注目が集まります。そして、哺乳類でもＴＯＲ、ｍＴＯＲ（エムトア）が研究対象となっていくのです。

ラパマイシン

ｍＴＯＲとはターゲット・オブ・ラパマイシンに由来すると先述しました。医学や薬学に素養のある方なら、この「ラパマイシン」という名前から、何かしらの抗菌薬または抗真菌薬を予想される方もいるかもしれません。しかしながら、ラパマイシンは現在、臨床現場では免疫抑制剤として使用されています。もともと、イースター島の土壌から採取・検出された当時は抗菌薬または抗真菌薬としての使用が期待されていました。現地の言葉では、ラパ・ヌイ＝イースター島であり、ラパの抗菌薬または抗真菌薬という意味です。

最初に期待された効果と別目的で、日常臨床で使用され、そして今後は、さらに別目的である抗老化治療薬としての活用が検討されている。メトホルミン同様、過去の臨床データが気になるところです。ラパマイシンの投与で、健康寿命は延びるのか、関心が高まります。

酵母のみならず、線虫でも、ショウジョウバエでも、ｔｏｒ遺伝子の抑制で寿命延長効果が確認されました。当然、哺乳類であるマウスでも、と期待が高まります。しかしながら、ｔｏｒ遺伝子を欠損し、完全に機能をなくしたマウスは生存することができませんでした。どうも、ある程度の成長をしてから、ｔｏｒ遺伝子を抑制する必要があると判明します。ジャクソン研究所のデーヴィッド・ハリソン博士が、２０００匹以上のマウスに対し、生後600日以降（人間では40歳以降に相当）にラパマイシンを投与したところ、寿命が9～14％延長したというデータが得られます。

寿命延長効果としては素晴らしい結果が得られた一方で、問題点も指摘されました。ラパマイシンの投与により、インスリン抵抗性が増し、糖尿病傾向になるのです。人間に対して、抗老化薬としてラパマイシンを投与するには、まだ隠された謎を解決する必要がありました。

現在、この背景には、ｍＴＯＲによる複合体（コンプレックス、Complex）の存在が明かされています。ｍＴＯＲ（エムトア）はｍＴＯＲＣ１（エムトークワン）とｍＴＯＲＣ２（エムトークツー）との二種類のタイプの複合体を形成し、それぞれに果たしている役割が異なるのです。ｍＴＯＲの抑制ではなく、ｍＴＯＲＣ１〝のみ〟を抑制することで、糖尿病のリスクを上げることなく、健康寿命を延ばすことが可能だと考えられています。世界中が、ｍＴＯＲＣ１を選択的に阻害するラパログの開発にしのぎを削っている状況です。

飲む健康習慣

このように、サーチュイン遺伝子、ＡＭＰＫ（アンプキナーゼ）、ｍＴＯＲ（エムトア）は体内の代謝システムにおいて深く関与しあっていることを確認しました。これらを活性化し、抑制し、ＮＭＮや5デアザフラビン（ＴＮＤ１１２８）、メトホルミン等を、どのように摂取すれば良いのでしょうか。現時点では、医師の指導のもとに、摂取量や摂取のタイミングを調整するのが良いと考えています。しかしながら、将来的には、疫学データベースが構築され、全国民に対して予防的な健康習慣として摂取が推奨されるようになるかもしれません。その際は Science Based Medicine ではなく、Evidence Based Medicine であって欲しいものです。

コラム 医療業界のプロ経営者

メトホルミンは１錠10円であり、毎日３錠の内服を続けても毎月1000円以下に収まります。これを開業医はいくらで処方すると良いのでしょうか。保険診療を行う開業医では、保険診療点数という算定表があり公的機関が値決めします。ただし、その名目は糖尿病治療薬としてです。抗老化薬として処方することは禁止されています。これは、ヒルドイドローションが皮膚の保湿に良いからといって、保険診療の皮膚科クリニックで処方することが禁止されているのと同様です。保険診療とは税金で成り立っている社会インフラであり、その資金使途はクリーンであるべきです。

一方で、自由診療では価格を医療機関が決定します。この価格を巡って定期的に twitter 上で医師同士の論戦が繰り広げられています。その度に、「プライシング」とは大きな課題だと考えさせられます。自由診療クリニックを経営する身として、人件費や家賃、在庫管理などの管理コスト、等を考えると、保険診療点数のような原価から算出する価格では倒産してしまいます。

分かりやすい解決策として二つ考えています。一つは、メトホルミンを抗老化薬として保険適応にすること。そして、全国民に対して配布しても良いと思います。むしろ、管理コストを考えると無償配布しても良いとすら思えてきます。この観点では、５デアザフラビン（TND1128）をターミナル患者（終末期患者）の方全員に投与しても良いかもしれません。どちらも、従来の医療を提供するよりも、結果的に社会保障費が圧縮できる可能性があります。

もう一つは、自由診療領域でメトホルミン＋NMN、メトホルミン＋５デアザフラビン（TND1128)、などの形でパッケージにすること。これならば、ある程度の販売コスト、管理コストなども負担軽減が可能です。臨床効果がそれぞれ異なりますので、このような組み合わせには一定の合理性があると考えています。

このような考え方ができるようになったのは、やはり自由診療領域で経営の武者修行をしているからに他なりません。第６章のコラムでも触れたとおり、比較・類推・相対化という方法論は強力です。保険診療や自由診療は手段であって、患者への価値貢献、社会への価値貢献の手段に過ぎません。自分自身の医療観に誇りを持ちながらも、絶対視することなくバランスの取れた姿勢が望ましいと考えます。

本当に社会のこと、次世代のことを考えるのであれば、このような〝届け方〟に対しても、医学部の教育カリキュラムに取り込む必要があると考えています。同時に、自身の「医療観」が民意を得ているのか、国民的議論で答えを聞いてみたいとも思います。

第12章
組織から読み解く「老化の本質」
〜アンチエイジング2.0〜

ここまで「老化は治る」を前提に、
各種の切り口で「老化の本質」を
捉えようとしてきました。
しかしながら、一点、まだ触れていない
重要な要素があります。
それが、「正常細胞の減少」にどう対処するか、
という観点です。
木を見て森を見ず、にならないように。
本章では、「老化の本質」を
個体レベルと細胞レベルの間である、
組織レベル、臓器レベルで読み解いてみましょう。

アンチエイジング2・0

一つの組織、一つの臓器で老化現象を眺めてみると、二つのことが明確に分かります。それは、

・正常細胞の減少
・老化細胞の出現

です。細胞単体に注目する〝だけ〟だと、つい見落としてしまいがちです。これに対する対策、治療法も明確です。

	治療法	治療
・正常細胞の減少	正常細胞を補充	幹細胞治療／再生医療
・老化細胞の出現	老化細胞を除去	老化細胞除去／エピゲノム治療

正常細胞の補充がアクセルを踏む行為だとすれば、老化細胞やエピゲノムの老化という阻害要因を取り除くことはブレーキを外す行為とも言えます。相乗効果が期待できるのは当然のことです。本章では、幹細胞治療に代表される再生医療の総論と、実際の臨床例を

紹介します。5デアザフラビン（TND1128）との併用による、前代未聞の臨床効果、アンチエイジング2・0の効果は驚愕の一言に尽きます。

幹細胞とは何か

そもそも、幹細胞の幹《カン》とは、木の幹《みき》（英語ではStem：ステム）を意味します。一つの生命個体は受精卵という一つの細胞に由来します。細胞が分裂して、血液系統、消化器系統、皮膚系統、等の各種系統に枝分かれしていきます。これを後述のごとく、各系統に「分化《ぶんか》」すると表現します。最終的な組織形態が枝葉だとすれば、その大元に相当する状態の細胞は、幹とも言えます。これに由来するわけです。

幹細胞（Stem Cell：ステムセル）には定義があり、以下の二つを満たすことが条件です。

・自己複製能
・多分化能

です。自己複製能とは、細胞分裂の際に、自分自身を作り出せることです。無限に細胞分裂できるとされています。もう一つの多分化能は文字どおり、多くの系統に分化できる能力のことです。

次ページの表で、ざっとイメージを掴めるでしょうか。

そして、この幹細胞は主に、

	生命個体を作れる	全ての系統になれる
全能性幹細胞	○	○
多能性幹細胞	×	○
組織幹細胞	×	×

の三つに分類されます。

全能性幹細胞とは、受精卵、およびそこから3回の細胞分裂をするまでの状態を意味します。これを臨床応用するのは流石に倫理に反します。

次に、多能性幹細胞。これは、ES細胞やiPS細胞が有名です。ES細胞とはEmbryonic Stem Cell の略で、胚性幹細胞のことです。受精卵になって6～7日後の胚盤胞（Embryo）に由来する幹細胞であり、こちらもやはり生命倫理に

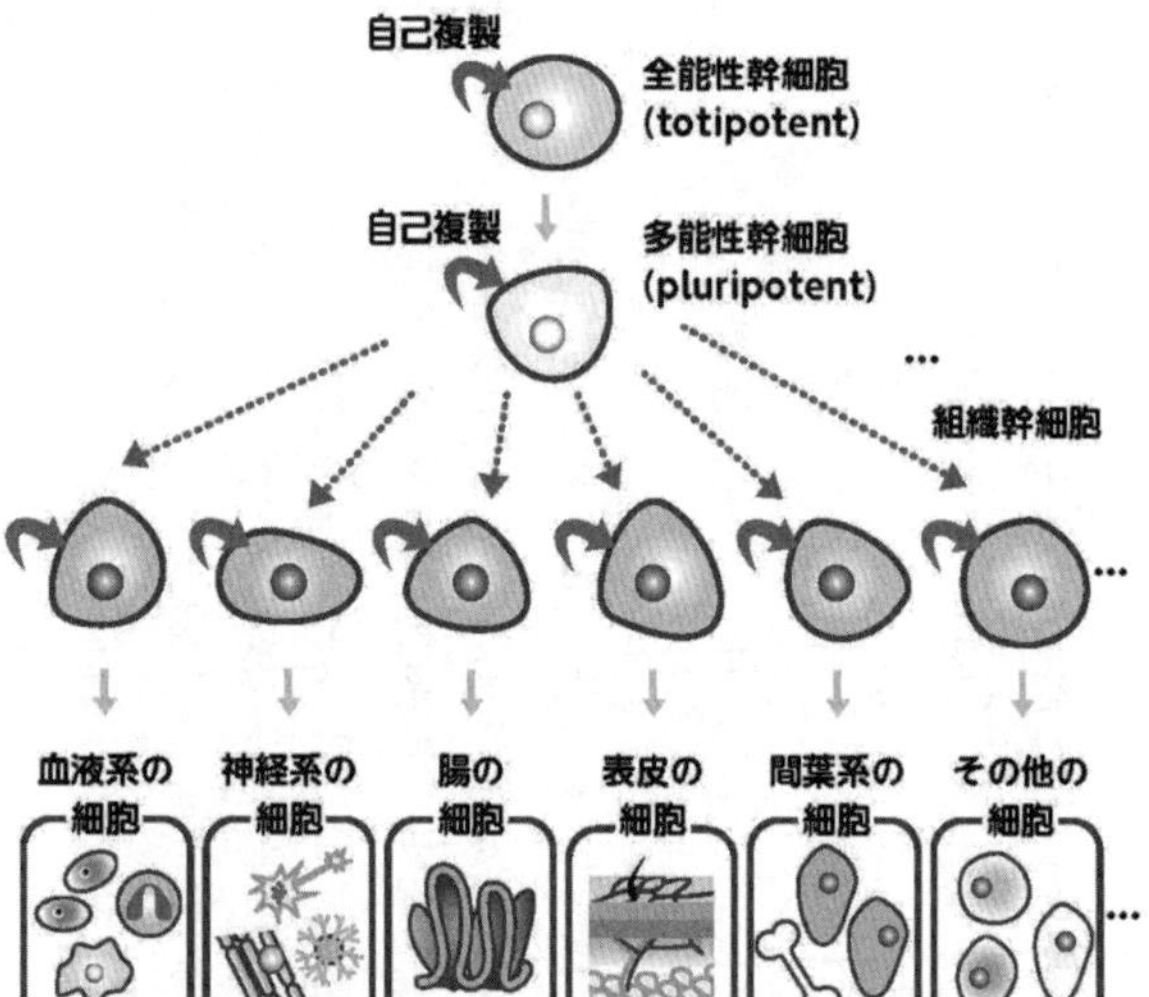

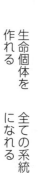

触れる微妙さが残ります。

これに対し、iPS細胞とは、induced Puripotent Stem Cellの略です。inducedとは誘導されたという意味で、iPS細胞は、人工的に〝誘導された〟多能性幹細胞という意味です。2006年に山中伸弥博士がiPS細胞を世界で最初に報告しました。ES細胞で活発な4つの因子（山中因子）を解析し、マウスの皮膚の通常細胞から、人工的に多能性幹細胞を作り出しました。これがiPS細胞です。翌2007年には、人間でも同様の実験に成功し、ヒトiPS細胞を確立します。

これら、ES細胞やiPS細胞を活用した医療は、効果が期待される半面、がん化などの副作用、有害事象などが懸念されます。日本でも、再生医療法Ⅰ種の資格を取得しないと、そもそも扱うことすらできません。

もう少し安全性に優れ、民間の医療機関でも実施が可能な、幹細胞治療はないのか。これに対する答えが、組織幹細胞を活用した再生医療です。とは言え、こちらも再生医療法Ⅱ種の資格が必要で、毎年、行政への報告義務がある骨太な内容ではありますが。

組織幹細胞とは何か

前ページの表では、生命個体になれる「×」、全ての系統になれる「×」と表記があり、残念な印象を与えてしまいます。しかしながら、組織幹細胞は、複数の系統にこそなれないものの、肌・血液・神経・肝臓・腸管、など、その系統において、その組織にある細胞のいずれにも分化することが可能です。

分かりやすく言えば、肌においては、そこに幹細胞があれば、肌を再生することが可能なのです。髪の毛が抜けても、また生えてくるのは組織幹細胞のお陰です。骨折しても、骨がまたくっつくのも、組織幹細胞のお陰です。それぞれの場所で、組織の欠損状態に対して、正常細胞の補充（自己複製能）を行うことで、組織を元の状態に戻すことが可能なのです。

間葉系幹細胞とは何か

この組織幹細胞の中で、今、最も注目されているのが「間葉系幹細胞」です。間葉とは聞きなれない言葉ですが、脂肪や筋肉など、表面にある組織ではない部分と思っていただければ結構です。

それに対して、上皮細胞とは、皮膚や粘膜などの、表面にある組織だと思ってください。肌の上皮細胞は表皮細胞、口腔内や食道などの上皮細胞は扁平上皮細胞、胃などの上皮細胞は円柱上皮細胞と呼ばれています。

余談ですが、読者の方が耳にする〝がん〟も、この上皮細胞由来のものと、間葉系細胞由来のものとで異なります。

細胞の種類	悪性腫瘍化すると
上皮細胞	癌
間葉系細胞	肉腫

と呼びます。そして、癌と肉腫を総称して「がん」と呼ぶわけです。ひらがなの「がん」と漢字の「癌」では意味が異なるのです。新聞などでよく耳にする肺がん・胃がん・大腸がん、等は基本的に、上記の上皮細胞が悪性腫瘍化したものを意味します。それに対し、骨肉腫・横紋筋肉腫・脂肪肉腫などは、間葉系細胞が悪性腫瘍化したものを意味します。

　上皮細胞由来の〝癌〟が転移する際には、「上皮間葉転換」と言って、間葉系細胞の特徴を帯びることが知られています。上皮細胞の系統と、間葉系細胞の系統が異なることが伝われば十分です。

　話を戻します。この間葉系幹細胞が実臨床では極めて有効なのです。最大の理由は、他の系統の細胞、組織に〝絶妙に〟変化することができるのです。組織幹細胞でありながら、その組織の系統のみならず、他の系統の組織にもなれるわけです。がんの転移の際の「上皮間葉転換」と併せて、上皮細胞が分化しきった状態であるのに対し、間葉系細胞は少しだけ〝分化しきる手前〟

の要素が残っている、というイメージで結構です。

間葉系幹細胞の代表例が、脂肪由来の組織幹細胞です。体表からの採取が容易であることから、実臨床での実施例は報告が多いです。へそ下の下腹部をわずかにメスで切開し、脂肪組織を採取します。摘出した脂肪組織の中から幹細胞だけを選んで培養し、個数を増やします。そして、その培養増殖した幹細胞を1回に1～2億個の単位で体内に点滴投与します。脂肪組織由来の幹細胞は間葉系幹細胞であるために、脂肪組織以外の細胞にも分化することが可能です。こうして、障害を受けている別組織の修復に活かされることになるのです。この汎用性が、間葉系幹細胞を使用する最大の特徴です。

ホーミング効果

ここで、疑問を感じられる方も多いかもしれません。確かに、幹細胞が目的の場所に届くと、効果はありそう。でも、点滴で幹細胞そのものを投与したとして、どうしてそう都合よく目的の場所に届くの、と。実は、幹細胞には自動追尾システムとも言える「ホーミング効果」があると言われています。損傷を受けた部位は、それを示すシグナルを出していて、その部位をめがけて幹細胞が到達します。実際、脳梗塞や脊髄損傷に対しては、直接その部位に幹細胞を届けるよりも、点滴による投与の方が簡便で安全性にも優れています。実臨床での報告例も多数存在します。

もちろん、点滴投与によって間接的に損傷部位に届けるよりも、局所注入などにより直接的に届ける方が、より多くの幹細胞を届けることが可能です。肌への投与による肌再生、膝関節内への投与による変形性膝関節症の治療などに対しては、そちらの方が臨床効果は優れているでしょう。

すると、体表寄りの組織損傷に対しては、局所注入。深部寄りの組織損傷に対しては、点滴投与が良さそうです。点滴投与の場合は、投与する幹細胞の個数を増やすことで、遜色ない臨床効果が得られるのではないかと考えています。目的に応じて、投与方法も使い分けをする方が賢いようです。

こうして、幹細胞治療は、老化に伴って減少した正常細胞の減少に対する、有効な治療法となり得そうです。しかしながら、現実的には1回の治療費用が数百万円することもざらであり、技術革新によるコストダウンが待望されています。

幹細胞培養上清液

こうした声に応えるべく、幹細胞培養上清液による治療に注目が集まります。幹細胞培養上清液とは、本来、研究目的に幹細胞を培養していた際に廃棄していた、培養液の上澄み液のことです。日常的に廃棄していたものの中に、成長因子などの有効成分が大量に含まれていたわけです。

例えるならば、幹細胞と培養上清液は、具材とコンソメスープに相当します。コンソメスープには、具材（細胞成分）という固形物が含まれていません。しかしながら、具材（幹細胞）から染み出したうま味成分がふんだんに含まれています。成長因子の代表的なものは以下です。

EGF　epidermal growth factor
FGF　fibloblast growth factor
IGF－1　insuin like growth factor 1
HGF　hepatocyte growth factor
VEGF　vascular endothelial growth factor

一例を挙げましょう。歯が欠損した部位に、歯髄由来の幹細胞を埋め込んだところ、欠損部分が再生しました。重要なのは、幹細胞が増殖したのではなく、幹細胞が分泌した成長因子によって、もともとその場所にあった細胞が増殖したということです。そうであるならば、幹細胞そのものを注入せずとも、幹細胞の培養上清液の投与で良いのではないかと考えるのは自然です。有効性の評価などは、培養上清液に含まれる成長因子の含有量などを測定すれば、一定の基準になりますから。

こうして、幹細胞培養上清液が世間に普及します。結果として、幹細胞そのものの投与に比べて、効果が非劣性であり、安全性に優れ、簡便に使用でき、再現性や検証可能性にも優れるとの声が出てきます。幹細胞の恩恵をもっと身近に、もっと手軽に。デパートや通販サイトで見る「幹細胞コスメ」は、この幹細胞培養上清液を幾分か含有したものを意味します。

美容皮膚科領域でも、幹細胞培養上清液は効果を遺憾なく発揮します。シワ治療、なかでもちりめんジワと呼ばれるシワに対する臨床効果は極めて高いです。真皮に存在する線維芽細胞（第3章で紹介したWI－38細胞も線維芽細胞でした）に働き掛け、コラーゲン・ヒアルロン酸・エラスチン・プロテオグリカン、等、肌に良いとされるものを創り出します。結果、ヒアルロン酸などを異物として注入するのではなく、自分自身の細胞から自然にヒアルロン酸などが生み出されて、ふっくらと自然な仕上がりになります。例えるならば、ペタペタになった煎餅布団やマットレスが、もう一度ふっくらとするイメージでしょうか。正常細胞の減少、組織の減少に対して、細胞を活性化し（細胞そのものの補充ではない）、組織を増生した結果です。私が経営する銀座アイグラッドクリニックのコンセプト「自然美の追求に特化」を象徴する施術の一つです。

	幹細胞	幹細胞培養上清液
正常細胞の減少	○	×
正常組織の減少	○	○

幹細胞培養上清液を、肌という局所臓器に対して集中投与することで、素晴らしい臨床効果を確認しました。すると、今度は幹細胞培養上清液の、全身に対する点滴投与の効果検証をしたくなります。実際に十分量の点滴投与で確かな体感の声をいただきますし、モナコ在住の貴婦人や海外セレブたちが数十年前から点滴投与している実例を拝見するに、効果を認めざるを得ません。しかしながら、そこには一つ、落とし穴がありました。ＩＧＦ－１の存在です。

遺伝学再び

第4章で、寿命を伸ばす遺伝子の存在を述べました。世界最初の寿命遺伝子はａｇｅ１、長寿遺伝子と呼ばれるサーチュイン遺伝子でした。ここでは、線虫におけるｄａｆ２（ダフツー）という遺伝子について述べます。

１９８８年のａｇｅ１の発見から遅れること5年。１９９３年に、シンシア・ケニオン博士が別の長寿ミュータント（変異体）を報告します。線虫からｄａｆ2遺伝子を欠損させると、平均寿命も最大寿命も、それぞれが倍になったのです。他の事例同様、このｄａｆ2という遺伝子が何の機能を担うのか、人間でいうなら何に相当するのか、遺伝子のクローニングが進められました。

そうして突き止められたのは、衝撃の事実でした。ｄａｆ2とは、人間ではＩＧＦ－１受容体に相当するものだったのです。この正体を暴いたのはまたしても、age1遺伝子が人間ではPIK3に相当すると同定した、マサチューセッツ総合病院（MGH）のギャリー・ラフカン博士たちでした。

そうであるならば、以下の構図が成り立ちます。

	生体内の物質	対応する遺伝子	その遺伝子が欠損すると
線虫	DAF2	daf2遺伝子	長寿化！（事実）
人間	IGF-1受容体	Igf1r遺伝子	長寿化？（仮説）

という構図です。

実際、IGF-1Rへの刺激が全く無くなると、マウスは生存することができません。しかしながら、刺激が減弱することにより、マウスが長寿化することが知られています。そうであるならば、幹細胞培養上清液の投与によって、IGF-1Rに刺激が繰り返されることはかえって寿命を縮める方向性に働くのではないだろうか、という疑問が生じます。

IGF-1の不都合な真実

IGF-1が少ない方が寿命が長いであろうことは、疫学データからも根拠があります。第4章で述べたように、遺伝学は絞り込み検索として極めて強力なツールですが、生物種が異なると結論が異なる可能性もあります。他の生物モデルでの結論は分かった。で、実際に、人間という種ではどうなの？　と。これに、アルバート・アインシュタイン大学のニール・バルジライ博士が明確な答えを出しています。実際に年齢が100歳以上であるセンテナリアンのデータを調べて、低IGF-1の方が健康長寿には有利であることを確認しています。IGF-1のシグナル伝達は、成長ホルモン（Growth Hormone／GH）の系統として認識されており、ざっくり言えば、成長か健康長寿かはトレードオフの関係にあるということです。一般に、同じ生物種であれば、低成長の方が健康で長生きであることが知られています。これは、長寿遺伝子であるsirt1を活性化させたマウスが、小ぶりなために健康寿命が延びたこととも合致します。そして、IGF-1の刺激が全くないと、そもそも生存できないこととも矛盾しません。成長するとは極めて大きなエネルギーを要することであり、IGF-1／GHによって初めて生存し、順調に成長することができます。しかしながら、ある程度の成長をした後は、限られたエネルギーを成長に向けるのではなく、節約した方が長く健康でいられるだろう、という理解が成り立ちます。

そうであるならば、IGF-1を含む幹細胞培養上清液を、何の検証もせず、盲目的に投与し続ける医療機関は罪深いのではないか、という気がしてきます。幹細胞ソムリエ®の商標を持つ私としては、ＩＧＦ－１を含む幹細胞培養上清液と、ＩＧＦ－１フリーの幹細胞培養上清液を使いこなすことこそが、医師の役割なのではないかと考えています。

F1マシンとF1レーサー再び

結局のところ、第8章で述べたＦ１マシンとＦ１レーサーの関係です。素晴らしいものだからこそ、その使い方が何よりも大事なのです。他にも、幹細胞培養上清液は、使用方法を間違えると、がんを誘発する可能性すらあります。学術的には証明しきれずとも、皮膚感覚でそのような印象を持っている医師は少なからずいます。この否定的な意見も踏まえ、その上で、目の前の患者に対して最適な医療を提供するのが、医者の仕事です。「新型ビタミン」とキャッチーなフレーズを付けた5デアザフラビン（ＴＮＤ１１２８）も例外ではありません。だからこそ、私は単なる販売ではなく、臨床研究に取り組んでいます。最初の一歩は、記述的研究である観察研究から開始するのが常です。

幹細胞も老化する

ＩＧＦ－１による寿命制限の可能性こそあるものの、正常細胞の補充、正常組織の増生という意味では無敵のように思われる幹細胞およびその上清液治療ですが、この幹細胞も細胞老化からは逃れられない運命にあります。継代を繰り返す度に、幹細胞の細胞劣化は肉眼でも確認できますし、免疫染色では細胞老化を示す色調が確認できます。なればこそ、新鮮な幹細胞そのものを補充する再生医療と、阻害要因である老化を除去する老化治療には相乗効果が期待できるのではないでしょうか。最後に、幹細胞治療と5デアザフラビン（ＴＮＤ１１２８）投与による、再生医療（幹細胞治療）＋老化治療によるハイブリッド症例を一例共有します。まさにアンチエイジング２・０と呼ぶに相応しい症例です。

症例11：53歳　男性　Ⅱ型糖尿病

38歳時に糖尿病の診断。各種治療を行うも、症状は増悪。脂肪由来の間葉系幹細胞を静脈注射し、一時的に糖尿病の治療効果を得たが、やはり症状が進行。糖尿病性網膜症、糖尿病性神経症を発症し、左第5足趾（左足の小指）を切断。食前平均血糖値180～220㎎／ｄｌ程度、食後血糖値280～350㎎／dlで推移。インスリン即効型（朝26－昼24－夜24－眠前0）、インスリン持続型（朝0－昼0－夜0

ー眠前36）使用中。他、メトホルミン（500）3T3X、ジャディアンス（10）1T1X、シルニシピン（10）1T1Xを内服中。リブレを用い、24時間血糖モニタリングシステムを使用中。

仮診断：膵β細胞のミトコンドリア機能不全によるI型糖尿病

処方：5デアザフラビン（TND1128）（100mg）1C1X朝　経口投与
処方した当日（day1）から、血糖値130〜180mg／dlと著明な改善を認めた。低血糖発作を懸念しインスリン注射をせずに過ごす。発汗が著明であった。day2，3は腹部膨満感と下痢を認めるも、血糖値は130〜150mg／dlで推移。やはりインスリンは使用せず。day4になり、一切の内服薬も中止。血糖値は120〜150mg／dlで推移。血圧は153／72mmHg。腹部膨満感と下痢も症状改善。day5より血圧も正常範囲内に推移。血糖値は110〜140mg／dlで推移。day7より、糖尿病性神経症による痺れや麻痺が軽減してきたことを自覚。内服開始2週間後には、頭が冴え、仕事にも精力的に。男性機能の回復、糖尿病性網膜症の改善により視界不良も改善した。

確定診断：膵β細胞のミトコンドリア機能不全によるII型糖尿病

アンチエイジング治療は第二段階に入ったと確信した症例でした。幹細胞の点滴投与により、膵β細胞という〝正常細胞の補充〟が行われ、そのミトコンドリア活性により、インスリン分泌能が向上したと考えます。また、筋細胞や肝細胞のミトコンドリア活性によりインスリン抵抗性も改善したと考えるのが妥当でしょう。再生医療と老化治療とのハイブリッドによる劇的な臨床効果の事例なのではないでしょうか。
本症例は、第23回日本抗加齢医学会総会で症例発表しました。

臓器から読み解く「老化の本質」

本章では幹細胞を活用した再生医療について説明しました。その究極の活用法は、臓器レベルでの若返り、臓器移植でしょう。流石に、民間の医療施設でこの臓器移植、再生医療を行うのは非現実的です。ましてや、移植臓器の不足により生命を失う患者が多い中で、アンチエイジング医療として臓器移植を受けることはもっと非現実的です。しかしながら、この問題の解決も決して夢物語ではないのです。

昨今では、採取した通常の細胞から、幹細胞を経ずに、目的の細胞に誘導する遺伝子編集技術も勃興しています。ダイレクトリプログラミングと呼ばれる技術です。細胞の分化、運命がエピゲノムによって定められているとしたら、それを再定義するという意味です。文字どおり、direct＝直接的に、re＝再び、programing＝プログラムする、です。

また、別の技術も。ブタの体内でヒト細胞由来の心臓を作成することが現実に行われています。異なる生物種の細胞が同一個体に存在する状況を、キメラと呼びます。おとぎ話で出てくるペガサスなどは、白馬と鳥のキメラです。実際に、先述のブタと人間のキメラを作成した場合、1年間でブタの身体が成長し、それに伴ってヒト細胞由来の心臓が、人間に対する臓器移植のためにはちょうど良いサイズまで成長することが確認されています。当然、ブタから摘出した心臓は、ヒトゲノム由来のヒト細胞で構成される心臓です。代理母のように、人間にとって必要な心臓という臓器を、ブタが代理で成長させてくれるわけです。生命倫理の問題は残りますが、臓器の不足で救えない生命がある現状において、一つの光明であることは間違いありません。

どんなに再生医療が進んだとしても。その医療技術を活かすには、最終的に、臓器移植の外科技術が必要な場面は残ります。そこに臓器がある限り、外科は不滅です。肺移植領域で生きていくと一度は覚悟を決め、挫折を経てそこから脱線した私が、何の偶然か、本書のような内容を執筆しています。運命とは数奇なものです。

コラム 移植外科の特殊性

第6章のコラムで「比較・類推・相対化」という方法論を紹介しました。これは、実はキャリア選択でも活用していました。【はじめに】で紹介したとおり、内科と外科の対比から外科の本質を深堀りし、腹部外科と胸部外科の対比から、胸部外科の本質に近づく。そして、心臓外科と呼吸器外科の対比から、やはり呼吸器外科の本質を浮き彫りにしようというアプローチでした。

このような解剖学的分類の他に、もう一つの切り口が外科学にはあるのです。病態生理学的分類とでも呼ぶべきでしょうか。腫瘍外科・感染症外科・外傷外科・移植外科、の4種類です。この4種類は、それぞれのジャンルごとに思考回路・戦略が大きく異なる領域なのです。極端な事例を挙げるならば、交通事故の症例などに対する外傷外科の思考回路でしょうか。生命個体の生存を最優先させるために、細部に時間を掛けてはいられないのです。ある程度、ざっくりと最低限の対処をすれば、他の部位に対する処置に速やかに移行しなくてはなりません。一部の組織・臓器を犠牲にしてでも、生命個体を救命する姿勢は、明らかに、がんに対する手術戦略とは異なります。移植外科にも固有の観点があります。特に、肺移植手術は海外では心臓外科が担うことが主流であり、通常の呼吸器外科手術とは操作する部位が異なるという特徴もあります。

加えて、移植外科がないところに、移植内科の思考回路は根付かないことです。肺移植の適応疾患の中には、発症早期に移植内科にコンサルティングをしないと間に合わない状態の方が多いです。しかしながら、移植内科の思考回路が存在しない所に、一般内科から患者紹介が行われることはありません。

ついこの間まで、日本の首都圏に肺移植を実施する施設が無かったということは、医療水準の空白地帯がそれほどあったということを意味していたと考えます。現在では、母校である東京大学医学部附属病院に、臓器移植医療センターが新設されています。私が何か特別な貢献をしたわけではありませんが、まことに勝手ながら、自分が関与した方々の活躍を拝見し、嬉しく思うのです。

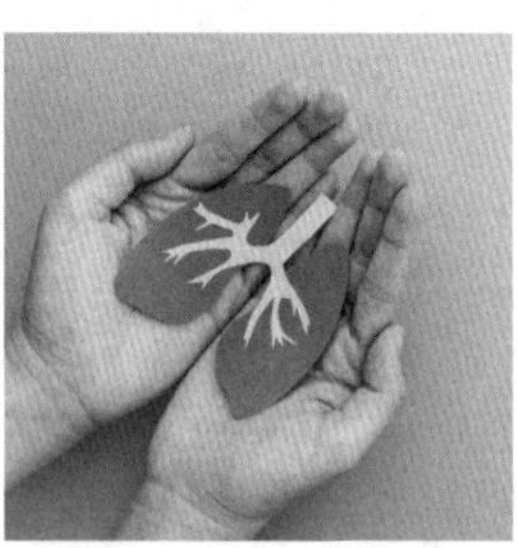

終わりに

医学の常識が一変すると、医療の常識も変わります。そして、医師が果たすべき役割も。かつて、この国ではガラパゴス化と呼ばれる社会問題がありました。日本企業が、海外市場の要望に応えるための「御用聞き」ではなく、「モノ作り」ばかりに拘った結果です。海外現地の方からすれば、より低価格なもの、より頑丈なものが欲しい、という要望がありました。それに対し、日本製は価格や耐久性という軸とは異なる、品質という軸で差別化を図っていたわけです。努力の方向性を見誤った方策は、太平洋に浮かぶ孤島、ガラパゴス諸島で独自の生態系が発達していることに因んで、「ガラパゴス化」と揶揄されました。ここから、医師に代表される医療業界は何を学ぶべきでしょうか。

私が5歳の時からの夢、憧れのとおりに生きる人生は、一個人の物語としては美談でしょう。しかしながら、それは現在よりも30年以上も前の価値観のとおりの生き方を意味します。時代は変わり、社会も変わる。明確に、時代の声、社会の声は、医師という属性集団に別軸の価値貢献を求めています。

例えば、新型ビタミンと称した5デアザフラビン（ＴＮＤ１１２８）。例えば、世界最初のＭＤＰであるヒューマニン。これらは、本当に人類の役に立つものであるにもかかわらず、製薬会社が数百億円の予算を掛けて薬剤としての承認を得ることが困難な文脈です。特許取得にまつわる流れから、独占性が無いために、競合他社が直ぐに真似をしてしまうからです。大きな利益を生みださない薬液に、どの会社が他の企業に率先して数百億円を拠出してくれるでしょうか。このような「眠れる知財」に対しては、一介の医師が道楽と酔狂で普及させるしかありません。

何の偶然か、私には、5デアザフラビン（TND1128）に熱狂する十分な理由がありました。学生時代に、「大医は国を治す」の表現に刺激を受け、いったいどんな医者にそんな生き方ができるのだろうと思っていました。守破離という成長のステップのとおり、最初は父や兄の生き方を追いかけて外科医に。次に、美容皮膚科クリニック経営を通じて、医療業界のプロ経営者としての武者修行を行い。いよいよ、私自身の『医療観』、『医師像』を確立し、一つの世界観を展開していく時期になったと感じています。

5デアザフラビン（TND1128）以外にも、ヒューマニンなどの眠れる知財は多数存在します。恐らく、私が認識していないだけで、この国の科学者たちは最高のセンタリングを、トスを、上げ続けてきたのです。今度は、医師が応える番です。それも、特別な機構や大学ではなく、一介の開業医が。それを可能にするのが、この国の医師免許の特殊性です。

医師が従来型の『医師像』の奴隷になるのではなく、新しい時代、新しい価値観に応じて、医師免許を使い倒してこそ、一層、社会への価値貢献が最大化すると思うのです。過去に、「もし君が総理大臣なら、医師をどうする?」というブログ（ｎｏｔｅ）を執筆しました。青臭い、洗練されていない、酷い文章ですが、私個人のために今もそのまま公開にしています。

いつの日か、私が今は亡き父親を知りたかったように。私の子供たちが、私を知りたい、私の医療観、医師像を知りたいと思った時に、手がかりとして残しておきたいのです。これは、私の個人的な物語なのですから。

著者：乾　雅人（いぬい・まさと）●プロフィール

「医師にしか気付けない社会問題を解決したい」

「社会の為に医師である我々を有効活用して欲しい」


【経歴】
- 2010 年 東京大学医学部医学科 卒業
- 2012 年 東京大学医学部付属病院 初期臨床研修 修了
- 2015 年 東京大学医学部付属病院 外科専門研修 修了
- 東京大学医学系大学院 外科学（胸部外科）専攻
- 2020 年 銀座アイグラッドクリニック 開業
- 2021 年 医療法人社団 創雅会 設立

【学会】
日本外科学会
日本再生医療学会
日本抗加齢医学会
日本美容皮膚科学会
他

協力：一般社団法人 日本先進医療臨床研究会

「ガン難民・難病難民の救済」を目指して、医師・歯科医師を中心に、医療従事者、医療・健康関連企業、研究者、および、志ある一般の方たちから構成される研究会です。

現在の標準的な治療法では完治が望めない様々な疾患に対して最先端医学から伝統療法まで様々な治療法とその組み合わせを、医師と患者の同意のもとで実際の治療で効果を試し、症例報告の集積によって治癒・改善・再発防止の効果を検証しています。

また、ガン・心臓病・脳卒中・自己免疫疾患・神経変性疾患など様々な病気の状態を測るマーカー検査の検証も行っています。

本書の内容に対する問い合わせについて

一般社団法人 5 デアザフラビン研究会
〒 104-0061 東京都中央区銀座 3 丁目 11-16 Vort 銀座イースト 3 階
（銀座アイグラッドクリニック内）
電話：03-6264-7550

5 デアザフラビン（TND1128）の詳細なレポートをダウンロードされたい方は、以下の URL からお願いします。

◆本書に関する情報提供 URL
https://kenryo.site/ISBN/9784910538051/

21 世紀の新常識「老化は治る。」
新型ビタミンが世界を救う!!
若返り成分 NMN を大きく上回る
「老化克服」に挑む医療サプリ
「5 デアザフラビン TND1128」の衝撃!!

2023年7月31日　第1版第1刷発行
2023年9月30日　第1版第2刷発行

著　者　乾　雅人
協　力　日本先進医療臨床研究会
発行人　小林平大央

発行所　健療出版／株式会社健康長寿医療維新
〒 194-0215 東京都町田市小山ヶ丘 6-1-217
電話：042-625-1841
印刷･製本　株式会社エデュプレス

落丁・乱丁はお取り替えいたします。
※定価はカバーに表示してあります

ISBN978-4-91053-805-1 C0047